Der Kursgestalter

Ein Praxisbuch für Erste-Hilfe-Trainer

Der Kursgestalter

Ein Praxisbuch für Erste-Hilfe-Trainer

2., vollständig überarbeitete Auflage

Mark Brommenschenkel
Johannes Wischerhoff

unter Mitwirkung des
Bundesverbands für Erste-Hilfe- und Sanitätsausbildung e.V.

S+K
Verlagsgesellschaft Stumpf + Kossendey mbH, Edewecht · 2011

Anmerkungen des Verlags

Die Herausgeber bzw. Autoren und der Verlag haben höchste Sorgfalt hinsichtlich der Angaben von Therapie-Richtlinien, Medikamentenanwendungen und -dosierungen aufgewendet. Für versehentliche falsche Angaben übernehmen sie keine Haftung. Da die gesetzlichen Bestimmungen und wissenschaftlich begründeten Empfehlungen einer ständigen Veränderung unterworfen sind, ist der Benutzer aufgefordert, die aktuell gültigen Richtlinien anhand der Literatur und der Beipackzettel zu überprüfen und sich entsprechend zu verhalten.
Die Angaben von Handelsnamen, Warenbezeichnungen etc. ohne die besondere Kennzeichnung ®/™/© bedeuten keinesfalls, dass diese im Sinne des Gesetzgebers als frei anzusehen wären und entsprechend benutzt werden könnten.
Der Text und/oder das Literaturverzeichnis enthalten Links zu externen Webseiten Dritter, auf deren Inhalt der Verlag keinen Einfluss hat. Deshalb kann er für diese fremden Inhalte auch keine Gewähr übernehmen. Für die Inhalte der verlinkten Seiten ist stets der jeweilige Anbieter oder Betreiber der Seite verantwortlich.
Aus Gründen der Lesbarkeit ist in diesem Buch meist die männliche Sprachform gewählt worden. Alle personenbezogenen Aussagen gelten jedoch stets für Frauen und Männer gleichermaßen.

Bibliografische Information der Deutschen Nationalbibliothek

Die Deutsche Nationalbibliothek verzeichnet diese Publikation in der Deutschen Nationalbibliografie; detaillierte bibliografische Angaben sind im Internet unter <http://www.d-nb.de> abrufbar.

Umschlagzeichnung: Nathalie Heisterkamp, Duisburg
Satz: Weiß & Partner, Oldenburg
Druck: M.P. Media-Print Informationstechnologie GmbH, 33100 Paderborn

ISBN 978-3-938179-93-2

Inhalt

Geleitwort

»Das beste Training liegt immer noch im selbstständigen Machen.«

Cyril Northcote Parkinson (1909-1993),
britischer Historiker und Publizist

Cyril Parkinson war ein Vordenker. Er verstand die didaktischen Grundaussagen lange bevor ihnen die moderne Erwachsenenbildung auf die Schliche kam. Langsam, ganz langsam, machen sich nun die Begriffe des ganzheitlichen Lernens und der zielgruppenorientierten Weiterbildung in unserem Bildungssystem bemerkbar.

Es ist höchste Zeit, dass nun auch die »neue Didaktik des Lernens« im Bereich der medizinischen Breitenausbildung Einzug hält. Dies kann allerdings nur dann geschehen, wenn die Multiplikatoren und Erste-Hilfe-Trainer bereit und in der Lage sind umzudenken. Das vorliegende Buch soll einerseits erfahrene Ausbilderinnen und Ausbilder ermutigen, neue Wege in der Breitenausbildung zu beschreiten. Andererseits erhalten neue Erste-Hilfe-Trainer eine Zusammenstellung aller wichtigen Grundaussagen der Weiterbildung im Erste-Hilfe-Wesen. Der hohe Praxisanteil des Arbeitsbuches erleichtert die konkrete Umsetzung im Unterrichtsraum.

Den Autoren ist es gelungen, eine oft nachgefragte Lücke auf professionelle und dennoch leicht handhabbare Weise zu schließen. Der Bundesverband Erste Hilfe e.V. wird das Praxisbuch als Standardwerk für die Ausbildung aller Multiplikatoren auf Bundesebene verwenden. Im Zuge einer bundesweit einheitlichen Ausbildung und aufbauend auf dem Selbstverständnis des Verbands ist es darüber hinaus gewünscht, dass dieser neue Weg der Breitenausbildung auch organisationsübergreifend Anklang findet.

Karlsruhe, im Mai 2005

Martin Daum
Geschäftsführender Vorstand
Bundesverband Erste Hilfe e.V.

Vorwort

»Alles ist wertvoll, was den Umfang menschlicher Fähigkeiten erweitert und dem Menschen aufzeigt, dass er etwas tun kann, was er bis dahin für unmöglich hielt.«

Samuel Johnson (1709–1784),
britischer Schriftsteller

Als Kursgestalter haben Sie ein großes Interesse daran, Ihre Seminare lebendig und praxisnah zu gestalten, Ihre Teilnehmer zu aktivieren und sie somit letztlich zum Handeln in einer Notfallsituation zu animieren. Die Ausbildungspraxis vieler Institutionen sieht allerdings leider immer noch allzu oft anders aus. Sogenannte Spezialisten, also Fachleute mit einer zusätzlich erworbenen Weiterbildung in erwachsenengerechter Unterrichtsgestaltung leiten die Seminare. Eine grundlegende didaktische Qualifikation fehlt bzw. wird als zweitranging angesehen.

Geht es nach Klaus W. Döring (vgl. S. 19f.), scheint es noch immer so zu sein, dass Kursgestalter vorwiegend und einseitig

- einen instruierend-darbietenden Unterrichtstyp bevorzugen, in dem der Dozent dominiert und in dem es primär nur um den systematischen Aufbau von Wissensbeständen geht;
- die Lehr- und Sozialform des darbietend-entwickelnden Lehrgesprächs wählen, an der über längere Unterrichtszeiträume hinweg starr festgehalten wird und die oft gekoppelt ist mit einer sehr einseitigen Mediennutzung;
- ihren Unterricht nach fachlichen Gesichtspunkten planen und durchführen, wohingegen didaktische Gesichtspunkte stark zurücktreten;
- das Training didaktisch und methodisch sehr monoton sowie zu wenig handlungs- und praxisorientiert durchführen.

Diese Einseitigkeit der Kursgestaltung mag mit zwei zentralen Aspekten zu tun haben:

- Das Selbstverständnis, die Einstellungen und die eigenen Lernerfahrungen beziehen sich stets auf ein vorgelebtes Unterrichtsmodell, in dem das Fachliche einseitig dominiert. Dabei wird häufig verdrängt, dass Unterricht eine LERN-Veranstaltung FÜR Teilnehmer ist und eben nicht eine Veranstaltung, die in erster Linie »der Sache Notfallmedizin« zu dienen hat.
- Die grundlegende Qualifikation für das didaktische und methodische Unterrichtsgeschehen ist mangelhaft. Man wird in aller Regel Kursgestalter nicht wegen seiner Lehrbefähigung, sondern weil man dafür fachlich herausragend geeignet erscheint. Die pädagogische Ausbildung wird im Nachhinein hinterhergeschoben.

Die zu Beginn des Abschnitts beschriebene Vorstellung lebendigen und gelungenen Unterrichts ist jedoch nur möglich, wenn Sie als Kursgestalter einen indirekten »Lehr-Lern-Weg« einschlagen, das heißt,

- die Teilnehmer viel selbst erarbeiten lassen;
- durch Stoffreduktion Raum für Gespräche und Diskussionen schaffen;
- für Rollenspiele, Simulationen, Projekt-, Partner- und Gruppenarbeit mehr Zeit geben als für Lehrvorträge und PowerPoint-Präsentationen.

Die vollständig überarbeitete Auflage dieses Leitfadens soll eine möglichst praktisch-pragmatisch gehaltene Orientierungshilfe für Kursgestalter in der Weiterbildung bieten, um einen motivierenden, also teilnehmerzentrierten, abwechslungsreichen, vielseitigen, interessanten, aktivierenden und handlungsorientierten Lernprozess zu gestalten.

Der Leitfaden möchte sowohl einen vergnüglichen, als auch praxisorientierten Einstieg bieten. Er will vor allem aber nicht dadurch langweilen, dass er eine umständliche Rekonstruktion von Theorien und Modellen der Allgemeinen Didaktik bietet. Denn: Die Diskussionen um die bislang entwickelten Didaktikansätze sind für den praxisorientierten Kursgestalter in der konkreten Lehrarbeit nur begrenzt hilfreich.

Zusammengefasst ist es somit unser Ziel, Ihnen mit diesem Leitfaden die Möglichkeiten zu bieten, sich selbst in die Thematik der Ersthelferausbildung einzuarbeiten und darauf aufbauend Ihr eigenes Seminar zusammenzustellen, das

- Ihren eigenen methodischen und pädagogisch sinnvollen Vorlieben entspricht,
- die Richtlinien, die uns allen vorgegeben sind, berücksichtigt und
- die Teilnehmer zur Hilfe befähigt und motiviert.

Im Ernstfall sind wir alle darauf angewiesen!

Also dann: Es ist wie bereits in der ersten Auflage Ihr Praxisbuch! Arbeiten Sie damit, verändern und verbessern Sie. Und noch immer halten wir die Einladung aufrecht, uns Ihre Rückmeldung per E-Mail an info@kurszeit.de oder an service@skverlag.de zukommen zu lassen.

Viel Spaß beim Lesen wünschen Ihnen

Mark Brommenschenkel,
Johannes Wischerhoff

Saarlouis und Duisburg, im Februar 2011

A ▸ Basisteil

Erwachsenengerechte Seminargestaltung

Lernen

»Du kannst einem Menschen nichts beibringen, kannst ihm nur dabei helfen, es in sich selbst zu finden.«

Galileo Galilei (1564–1642)

Zahlreiche Artikel, Bücher, Filme lassen sich zu diversen Lerntheorien finden. Man kennt u.a. den bildungstheoretischen Ansatz nach Klafki, die lehrtheoretischen Ansätze der Hamburger und Berliner Schule, die kybernetische Didaktik nach Cube oder auch den konstruktivistischen Lernansatz. Und dies ist nur ein kleiner Auszug. Wir haben uns entschlossen, die Hintergründe zu diesen Ansätzen nicht näher zu beleuchten, und folgen unserem Anspruch, lebendigen Unterricht zu gestalten. Ein Minimum an Hintergrundinformationen darf jedoch nicht fehlen.

Der Lernprozess bei Kindern, Jugendlichen und Erwachsenen verläuft grundsätzlich ähnlich. Die Unterschiede ergeben sich eher aus den verschiedenen Entwicklungs- und Reifephasen. Kinder wachsen in eine Welt hinein, die von Erwachsenen gestaltet und geprägt wird. Sie müssen sich die Welt so aneignen, wie sie ist, sich zunächst auf geltende Regeln einlassen und sich Techniken aneignen, über die Erwachsene bereits verfügen – oder besser: die Erwachsene bereits angenommen haben. Erwachsene haben im Verlauf ihrer Lernbiografie bereits Wissen für Beruf, Alltag und das gesellschaftliche und soziale Miteinander erlangt. Sie haben sich schon eine persönliche Sichtweise und Interpretation der Welt und damit eine eigene Identität erarbeitet. Und – was für unseren Lernansatz von Bedeutung ist – sie haben bereits erfahren und erlebt, wie »man« lernt.

Bernd Weidenmann (2007, S. 16f.) beschreibt in diesem Zusammenhang zwei Modelle, und zwar das Modell »Lehrer/Schüler« sowie das Modell »Berater/Klient«: »Das Drehbuch ‚Lehrer/Schüler' ist allen Beteiligten bestens vertraut. Die Erfahrungen aus vielen Schuljahren prägen unsere Vorstellung von organisiertem Lernen auch im Erwachsenenalter. Das Programm ‚Schule' schaltet sich automatisch ein, sobald man den Fuß in den Seminarraum setzt. Man nimmt Platz, schaut nach vorne und erwartet mit den anderen, dass jemand ‚Unterricht' macht.«

Das »Berater/Klienten«-Modell beschreibt Weidenmann als einen völlig anderen Ansatz als die zuvor beschriebene Schulsituation. Die Klienten bringen konkrete Fragestellungen und Probleme mit, zu denen sie Lösungen wollen. Dabei erwarten sie, dass sich der Berater auf die konkreten Anliegen einlässt und arbeiten so lange daran, bis alle Fragen, Zweifel, Widersprüche geklärt sind. Übersetzt bedeutet dies, dass der Erwachsene im Lernprozess eine professionelle Unterstützung, einen Begleiter erwartet. Der Lernbegleiter wird zum Dienstleister für die Fragen und Interessen des Lernenden.

- ▶ Welches Modell gefällt Ihnen besser?
- ▶ Welches finden Sie lebendiger und teilnehmerorientierter?
- ▶ Welches Modell aktiviert den Lernenden eher zum Mitmachen?

Wir haben uns für das zweite Modell entschieden. Und so machen wir uns auf den Weg zum »Aktivierenden Lernen«.

Aktivierendes Lernen – Accelerated Learning

Geprägt wurde der Begriff des Accelerated Learning (AL) von dem Amerikaner Dave Meier, der bereits Anfang der 1980er-Jahre in den USA ein gleichnamiges Institut gründete. Accelerated Learning bedeutet wörtlich übersetzt »beschleunigtes Lernen«. Und tatsächlich ist es so, dass Menschen schneller lernen, wenn sie aktiv und mit Freude am Lernprozess beteiligt sind.

Denken wir noch einmal zurück an das Lernen im Kindesalter, so zielt Meiers aktivierender Lernansatz darauf ab, den natürlichen menschlichen Lernprozess auch bis ins Erwachsenenalter zu unterstützen. Dazu müssen Lernangebote so angelegt sein, dass sie parallel möglichst viele Sinnesebenen des Menschen ansprechen.

Der amerikanische Physiotherapeut Glenn Doman schrieb dazu: »Lernen ist das Spiel, das im Leben am meisten Spaß macht. Alle Kinder kommen zur Welt mit diesem Glauben, und sie halten daran fest, bis wir sie überzeugen, dass Lernen wirklich harte und unerfreuliche Arbeit ist. Diese Lektion lernen einige Kinder aber nie wirklich. Sie gehen durch das Leben und glauben daran, dass Lernen das einzige lohnende Spiel ist« (Meier 2004 S. 5).

Aktivierendes Lernen beruht maßgeblich auf den Arbeiten des inzwischen verstorbenen Neurobiologen Frederic Vester (‚Denken, Lernen, Vergessen') und wird von Dave Meier als SAVI-Lernen bezeichnet. **SAVI**-Lernen meint konkret:

- **S** (somatisch):
  Die Teilnehmer werden körperlich aktiv.
- **A** (auditiv):
  Die Teilnehmer sollen hören und reden.
- **V** (visuell):
  Bilder und Beobachtungen unterstützen das Lernen.
- **I** (intellektuell):
  Die Teilnehmer lösen Fragestellungen und reflektieren.

Ein Seminar, in dem die Teilnehmer ihren Körper bewegen, ihr Denken zum Bearbeiten von Aufgaben anstrengen, dabei Gefühle erleben sowie Erfahrungen einbringen, bedient beispielsweise all diese Segmente.

Möglicherweise erkennen Sie bereits Unterschiede zu Ihren bisher besuchten Seminaren oder Ihrem eigenen Unterricht. Überlegen Sie selbst einmal:

- Wären Sie gerne Teilnehmer in einem Ihrer Seminare?
- Wie viel Bewegung und wie viel Unruhe lassen Sie in Ihrem Seminar zu?
- Wie häufig arbeiten die Teilnehmer selbstständig an Inhalten?
- Bieten Sie ausreichend Raum für Fragen und Interessen der Teilnehmer?
- Setzen Sie bewusst Visualisierungen ein?

Die Ideen, Grundsätze und Methoden des aktivierenden Lernens sind weder gänzlich neu noch spektakulär. Auch liegt hier kein eigenes Theoriegerüst zugrunde. Es ist vielmehr ein pragmatischer Ansatz, der konsequent Galileo Galileis Ausspruch »Du kannst einem Menschen nichts beibringen, kannst ihm nur dabei helfen, es in sich selbst zu finden.« konsequent und systematisch in die Praxis umzusetzen versucht. Wie im »Berater/Klienten-Modell« bereits erwähnt, kommt Ihnen als Kursgestalter dabei die Rolle des kreativen Ermöglichers und Begleiters zu, der das Umfeld bereitet, den eigentlichen Lernprozess jedoch den Teilnehmern überlässt.

Die Kursteilnehmer

> *»Der Schlüssel zum Erfolg sind nicht Informationen, sondern Menschen.«*
>
> Lee Iacocca (* 1924)

Wann waren Sie das letzte Mal Teilnehmer? Können Sie sich noch daran erinnern? Wissen Sie noch, wie anstrengend Zuhören sein kann? Und langes Sitzen erst! Wenn sich Teilnehmer während des Seminars eine Auszeit gönnen, zum Fenster hinausschauen, nur schleppend mit ihren Arbeitsaufträgen beginnen oder unruhig werden, ist man schnell geneigt, sich als Kursgestalter zu ärgern. Möglicherweise würden wir uns als Teilnehmer aber ähnlich verhalten. Meinen Sie nicht?

Denkt man nun über eine konsequente Teilnehmerorientierung des Unterrichts nach, macht es Sinn, sich auch tatsächlich an den Teilnehmern zu orientieren. In der Praxis geschieht dies wesentlich seltener als angenommen. »Neue« Kursgestalter sind meistens noch so sehr mit sich selbst, dem Organisieren und den Themeninhalten beschäftigt, dass sie keinen Blick für die Bedürfnisse der Teilnehmer übrig haben. Stattdessen fokussieren sie sich sehr stark auf die Einhaltung der Richtlinien und ihre eigene Wirkung auf die Gruppe. »Alte Trainer-Hasen« haben nach vielen berufspraktischen Jahren oft keine Lust mehr, sich immer wieder neu in jeden Teilnehmer hineinzuversetzen – möglicherweise auch, weil sie sich aufgrund ihrer Erfahrung bereits ein umfassendes Bild ihrer Teilnehmer gemacht haben, die – um es umgangssprachlich auszudrücken – »ohnehin alle gleich sind«. Fragt man etwas genauer nach, was damit gemeint ist, wird als größtes Problem die fehlende Motivation der Teilnehmer zur Mitarbeit genannt. Allerdings ist damit wahrscheinlich nicht Motivation im Sinne von »Bereitschaft, sich zu engagieren« gemeint, sondern das generelle Interesse am Seminar oder am Thema. Wenn das Thema interessiert, wenn ein Lernziel von Bedeutung ist, wenn man in der Thematik richtig »drin« ist, dann gibt es keine Motivationsprobleme.

Viele Kursgestalter sind der Überzeugung, dass sich Teilnehmer, die zum Seminar erscheinen, zwangsläufig für das Thema oder die Inhalte interessieren. In der Unterrichtspraxis ist es allerdings so, dass die Themen und Inhalte bei jedem Teilnehmer und jedesmal neu völlig unterschiedliche Fragen und Assoziationen aufwerfen. Während die einen genau wissen, was sie wollen, wissen es die anderen eben noch nicht und warten, was auf sie zukommt. Wiederum andere wissen wie die Ersten genau, was sie wollen, aber es ist etwas anderes als das, was ihnen an Themen präsentiert wird. Sie als Kursgestalter haben letztlich wiederum völlig andere Vorstellungen zum Seminar.

Im Rahmen der Ersthelferausbildung kommt erschwerend hinzu, dass die Teilnehmer nicht freiwillig an den Seminaren teilnehmen. Selbst in Betrieben, die ein rechtlich vorgeschriebenes Kontingent an Ersthelfern vorweisen müssen, sieht es nicht viel anders aus. Die Mitarbeiter unterliegen auch hier oftmals dem »freiwilligen Zwang«, einen Erste-Hilfe-Kurs besuchen zu müssen. Man kann also in der Regel davon ausgehen, dass die Motivation bzw. das Interesse am Thema eben nicht von vornherein vorhanden ist.

Zur Gestaltung eines teilnehmerorientierten Unterrichts besteht Ihre Aufgabe eben nicht darin, diese Tatsache als gegeben und unabänderlich hinzunehmen, sondern unterstützend dazu beizutragen, dass das Seminarthema auch zum Thema der Teilnehmer wird. Vielleicht überlegen Sie selbst einmal für sich:

- Bieten Sie den Teilnehmern die Möglichkeit, eigene Wünsche, Ideen und Anregungen in den Kursverlauf einzubringen?
- Gibt es trotz aller inhaltlichen Vorgaben die Möglichkeit, dass die Teilnehmer Einfluss auf die Themen haben, möglicherweise auf die Intensität und Gewichtung einzelner Themen?
- Stehen den Teilnehmern Freiräume zur Verfügung, individuelle Interessen zu vertiefen?

Und probieren Sie aus:

- Zum Seminareinstieg bitten Sie Ihre Teilnehmer, auf Kärtchen festzuhalten, was sie zum Ende des Seminars am liebsten wissen oder können möchten. Danach gleichen Sie es mit den Themenvorgaben und Ihrem Erfahrungsschatz ab. »Was« davon ist möglich und umsetzbar? Oder besser: »Wie« ist es möglich und umsetzbar?
  Sie können auf die gleiche Weise auch Themen erfragen, die die Teilnehmer als bedeutsam für ihren Lebens- und Berufsalltag erachten, und ordnen diese dann Ihren eigenen Themenvorgaben zu. Sofern Sie die Ergebnisse der Kartenabfrage konsequent und unmittelbar im Seminar umsetzen, entsteht jedes Mal ein neuer »Fahrplan« für die Lerngruppe. Zugegebenermaßen setzt dieses Vorgehen einen großen Erfahrungsschatz und eine vielfältige Methodenkompetenz des Kursgestalters voraus, um flexibel reagieren zu können.
- Führen Sie jeden neuen Themenkomplex mit einem kleinen Impuls ein, der den Erfahrungsschatz oder die Gefühlswelt der Teilnehmer berücksichtigt oder bewusst anspricht. Dies kann eine einfache Fragestellung sein, wie etwa »Welche Rolle spielt dieses Thema in Ihrem Alltag?«, »Was ist Ihnen besonders wichtig?«, »Fällt Ihnen dazu ein Beispiel aus Ihrem Alltag ein?«. Ebenso eignen sich aber auch Bildimpulse, eine Geschichte oder kurze Filmsequenzen.

Vielleicht fällt Ihnen noch mehr ein, wenn Sie sich im Praxisteil durch die Methodensammlung lesen.

Der Kursgestalter

»Der Mensch ist des Menschen erster und vorzüglichster Lehrer.«

Johann G. Herder (1744–1803)

Ihre Überzeugung und Philosophie

Im Verlauf unserer Train-the-Trainer-Ausbildungen konfrontieren wir unsere Teilnehmer immer wieder mit der Fragestellung, was einen guten Kursgestalter ausmacht? Auch Ulrich Lipp wirft diese Frage in seinem Buch »100 Tipps für Seminar und Training« auf und bekommt u.a. folgende Antworten (2008, S. 28ff.):

- »Der gute Trainer predigt keine Dogmen, sondern unterstützt die Teilnehmer in ihrer Arbeit.«
- »Er bezieht die Erfahrungen der Teilnehmer mit ein.«
- »Der gute Trainer ist aufmerksam, kreativ und strukturiert.«

- »Der gute Trainer ist Entertainer, Moderator, Motivator aber auch ergebnisgetriebener Zielverantwortlicher in einem.«
- »Der gute Trainer (...) lässt die Teilnehmer nicht zu lange sitzen, sondern setzt sie immer wieder in Bewegung. Er verbindet bei den Teilnehmern Wissen und Erfahrung mit dem Erleben von Gefühlen und lässt die Teilnehmer gezielt untereinander reden.«
- »Der gute Trainer gibt den Überblick, was wichtig ist (...). Er vermittelt so, dass Lernen Spaß macht (...). Er sorgt sich ums Sichern (...). Er behält seine Eigenheiten (...). Und er ist neugierig auf seine Teilnehmer – auch wenn die anders sind.«

Die Rückmeldungen könnten wir problemlos weiterführen. Was deutlich wird, ist die Tatsache, dass von Ihnen mehr erwartet wird, als »einfach nur ein Seminar durchzuführen«. Die Teilnehmer erwarten komplexe Anforderungen und Ansprüche:

- **Sie sind ein erstklassiger Fachmann in Ihrem Themengebiet!**
  Ein fundiertes notfallmedizinisches Fachwissen ist eine unabdingbare Voraussetzung für die Seminargestaltung. Allerdings fließt dieses Fachwissen nur indirekt in das Unterrichtsgeschehen ein. Es kann nämlich niemand erfolgreich als Kursgestalter wirken, der seine umfangreichen Fachkenntnisse unsortiert über seine Teilnehmer ausschüttet. In unzähligen Seminaren passiert aber genau das. Und warum? Weil dem Kursgestalter ein Denkfehler unterläuft. Der Denkfehler besteht darin, dass vielfach gemeint wird, man habe die Aufgabe, die eigenen Kenntnisse im Verhältnis 1:1 auf die Teilnehmer zu übertragen. Genau dies ist aber nicht die Aufgabe! Vielmehr ist die Fachkompetenz notwendig, um die für die Teilnehmer wichtigen Kenntnisse und Fähigkeiten zielgerichtet und praxisorientiert auszuwählen.

  Fachkompetenz ist demzufolge Auswahl- und Reduktionskompetenz zugleich. Man kann also durchaus vollständig sein, ohne alle Details präsentieren zu müssen (Reduktion auf Vollständigkeit)!

  Auf kaum etwas reagieren Erwachsene nämlich positiver als auf einen reduzierten, übersichtlichen und durch einleuchtende Beispiele konkretisierten Unterricht. Zugleich fällt ein positives Licht auf Sie, denn Sie zeigen, dass Sie wissen, was wirklich wichtig und was unwichtig ist und daher weggelassen werden kann. Dosieren Sie die Stoffmenge, führen Sie die Teilnehmer Schritt für Schritt zum Lernerfolg und behalten Sie bei alldem die Übersicht über den Seminarverlauf.

- **Sie sind ein Fachmann für guten Unterricht!**
  Eine der zentralen Kompetenzebenen – oder besser gesagt DER Fähigkeitsbereich schlechthin für jede Seminartätigkeit – ist die didaktische Kompetenz. Es handelt sich dabei um alle in direktem Zusammenhang mit dem Lehren und Lernen stehenden Aufgaben. Hierzu gehört es, das Lerngeschehen zu planen, die Aktivitäten der Teilnehmer lern- und zeitgerecht zu strukturieren und eine Abfolge stimmiger Lernphasen herzustellen.

  Die Teilnehmer brauchen ein interessantes, durch Methodenmix gekennzeichnetes Lernumfeld, in dem sie dazu motiviert werden, aktiv und handelnd zu lernen, also schreibend, diskutierend, zeichnend, spielend, projektbezogen, nachahmend, simulierend, ausprobierend. Ein solches Lernen ist eben nicht überladen von Lehrvorträgen und Power-Point-Präsentationen. Vielmehr ist es ein Lernen mit einem interessanten Wechsel von Einzel-, Partner- und Gruppenarbeit, mit Filmeinsatz, Simulations- und Rollenspielen, mit Probierhandlungen, mit Diskussionen und Gesprächen, kurz: ein aktivierendes Lernen, das den ganzen Menschen packt und ihn mit auf eine »Reise durchs Thema« nimmt.

- **Sie sind ein guter Organisator!**
  Jedes Seminar beruht grundlegend auf einer guten Organisation. Somit sind chaotisch veranlagte Kursgestalter eher fehl am Platz. Es improvisiert sich gerade als »Neuling« nämlich nicht so leicht. Der Faktor Organisation bezieht sich dabei gleich auf drei unterschiedliche Bereiche:
  – Organisation der Lehr-Lern-Ausstattung (Medien, Unterlagen u.a.)

- Organisation der unmittelbaren Rahmenbedingungen (Räume, Bestuhlung, Pausengestaltung, Essen, Trinken)
- Organisation des sozialen und didaktischen Prozessablaufs (Gruppierung der Teilnehmer, inhaltliche Verlaufsgestaltung, Zeitplan, usw.).

Als Grundsatz kann gelten: Eine gute Organisation wird von den Teilnehmern als sehr positiv empfunden. Sie erleben, dass man sich um sie kümmert und dass Sie als Kursgestalter professionell agieren.

▶ **Sie sind ein hilfreicher und kooperativer Lernpartner und besitzen...**
...Sozialkompetenz – Die Gestaltung von Kursen und Seminaren ist zuallererst soziales Handeln, das vom Kursgestalter eine besondere Empfindsamkeit für das soziale Miteinander, für Lern- und Arbeitsklima, für auftretende Konflikte und für Teilnehmermotivierung verlangt. Sie benötigen die Fähigkeit, eventuell auftretende soziale Konflikte und Probleme konstruktiv und vor allem sozial-integrativ zu lösen. Erwachsenenlernen bedeutet nämlich die konsequente Abkehr von autoritärem Dozentenverhalten.

...Authentizität – Grundvoraussetzung für die Herstellung einer vertrauensvollen Beziehung zwischen Ihnen und den Teilnehmern ist ein authentischer Umgang miteinander. Erwachsene reagieren auf jede Art von Gekünsteltheit, Unechtheit und Falschheit sehr sensibel, wobei sich ein Vertrauensverlust unweigerlich auf den Lernprozess und die fachlichen Aussagen überträgt.

...intellektuelle Lebendigkeit – Sie sind nicht nur für die gesamte Gruppe Partner, sondern auch für jeden einzelnen Teilnehmer, und zwar auf einer sehr persönlichen Ebene. Intellektuelle Lebendigkeit und geistige Frische sind Voraussetzungen dafür, dass Sie auf vielseitige Weise ansprechbar sind und umgekehrt vielseitig anregend wirken können. Ihnen fällt es dadurch um ein vielfaches leichter, Monotonie und Langeweile im Unterricht zu verhindern.

▶ **Sie sind ein Vorbild, an dem sich die Teilnehmer orientieren!**
Übertragen auf die Gestaltung von Erste-Hilfe-Seminaren kann dies vereinfacht u.a. bedeuten:
- Sie benötigen eine notfallmedizinische Grundausbildung. Außerdem kennen Sie die Richtlinien, die inhaltlichen Strukturen und die Handlungsabläufe in der Ersten Hilfe.
- Pädagogisches Fachwissen sowie ein breites Methodenrepertoire gehören zu Ihrer Grundausbildung. Daraus bieten Sie Ihren Teilnehmern durch neue und überarbeitete Seminargestaltungen zum einen verschiedene Lernmöglichkeiten an und erweitern zum anderen Ihre eigene persönliche Methoden- und Handlungskompetenz.
- Das Schaffen einer lernfördernden und angenehmen Atmosphäre ist Voraussetzung für ein gelungenes Seminar.
- Es bereitet Ihnen Freude und weckt gleichzeitig Ihre Neugierde, gemeinsam mit den Teilnehmern zu arbeiten. Dabei sind Sie offen, immer wieder von und mit den Teilnehmern zu lernen.
- Begeisterungsfähigkeit und Einfühlungsvermögen, um auf jeden einzelnen Teilnehmer einzugehen, sowie Ihre Kritikfähigkeit und Ihre Arbeit an der eigenen Persönlichkeit sind die Basis Ihres Handelns.
- Sie vermitteln in ihren Seminaren Wertvorstellungen zu den Themen Helfen und Hilfsbereitschaft.

Sicherlich fallen Ihnen noch weitere Gedanken zu den Kompetenzbereichen ein. Überlegen Sie einfach selbst an jedem Punkt, was dies für Ihre eigene Praxis bedeutet und inwiefern Sie den einen oder anderen Aspekt bereits bewusst berücksichtigen!

Ihr Handeln und Ihre Präsenz

Nachdem wir uns in den letzten Kapiteln mit den Haltungen der unterschiedlichen am Lernprozess beteiligten Gruppen beschäftigt haben, wollen wir nun noch ein paar Gedanken auf die konkrete Interaktion zwischen Ihnen und Ihren Teilnehmern verwenden.

Dabei stellen wir drei Fragen in den Mittelpunkt:

- Wie drücke ich mich als Kursgestalter verständlich aus?
- Wie kann ich eine teilnehmerfreundliche Lernatmosphäre gestalten?
- Wie wirke ich als Kursgestalter?

Wie drücke ich mich als Kursgestalter verständlich aus?

Eine der wesentlichen Voraussetzungen dafür, dass erwachsene Teilnehmer im Seminarverlauf interessiert bleiben, besteht darin, dass Sie in der Lage sind, sich verständlich auszudrücken. Teilnehmer nehmen einem Kursgestalter nichts so übel wie eine hochgestochene und mit Fremdwörtern gespickte Sprechweise. Wenn Sie einen sprachlichen Weg zu den Teilnehmern finden, fühlen sie sich partnerschaftlich angenommen. Der zu lernende Sachverhalt erscheint Ihren Teilnehmern nicht mehr als so schwierig und es wird leichter, Vorwissen und Vorerfahrungen zu mobilisieren und in den Lernprozess mit einzubringen.

Wie drücke ich mich nun verständlich aus? Friedemann Schultz von Thun kennt die sogenannten »vier Verständlichmacher«, die noch um einen fünften ergänzt werden können:

Freies Reden oder auch »Sprechdenken«
- kein Ablesen oder Vortragen vorgeschriebener Inhalte
- einfache Wortwahl und natürliche Sprechweise
- reden, wie man denkt
- Redegeschwindigkeit bewusst herabsetzen.

Einfachheit
- eine einfache und verständliche Ausdrucksweise
- Verwendung umgangssprachlicher und geläufiger Wörter
- Vermeidung bzw. Erklärung von Fachwörtern und Abkürzungen
- Kurze Sätze formulieren, keine Schachtelsätze.

Ordnung und gedankliche Gliederung
- Inhalte und Sachverhalte der Reihe nach und systematisch erläutern.
- Ein roter Faden soll erkennbar sein und aufgezeigt werden.
- Visualisierung der inhaltlichen Ordnung
- Festlegen eines zeitlichen Rahmens (incl. Pausen).

Kürze und Prägnanz
- Wesentliches kurz und bündig vortragen.
- Sachverhalte präzise formulieren und auf den Punkt bringen.
- Nicht ausschweifen, sondern beim Thema bleiben.

Zusätzliche Stimulans
- Finden von Beispielen aus dem Arbeits- und Lebensalltag der Teilnehmer
- Fragen stellen und den Gesprächspartner direkt mit einbeziehen.
- Betonung, Lautstärke, Stimmmelodie wechseln
- Vermittlung von Inhalten in lockerer, unverkrampfter, witziger Verpackung.

Wie sieht eine teilnehmerfreundliche Lernatmosphäre aus?

Es wäre ein schwerer Irrtum zu meinen, der Lernprozess spiele sich nur im Kopf ab, es sei gleichgültig, in welcher Stimmung, mit welchen Gefühlen die Teilnehmer im Seminar sitzen. Ein partnerschaftlich-wertschätzendes, bekräftigendes und zugleich humorvoll-entspanntes Klima ist für die allermeisten Teilnehmer Grundvoraussetzung für das Lernen in einer Gruppe.

Partnerschaftlich

Lassen Sie kein Ranggefälle zwischen Ihnen und den Teilnehmern aufkommen. Ihr Verhalten gegenüber den Teilnehmern sollte jederzeit umkehrbar sein, d.h. alle Ihre Verhaltensweisen können von den Teilnehmern in gleicher Weise umgekehrt auf Sie angewendet werden. Vermitteln Sie den Teilnehmern das Gefühl, dass Sie im Unterricht immer für sie da und ansprechbar sind.

Wertschätzend

Zeigen Sie Interesse an Ihren Teilnehmern. Vermitteln Sie Wärme und Verständnis für die Situation, in der sich Ihre Teilnehmer befinden. Bemühen Sie sich darum, personenbezogene Konflikte im Unterricht zu vermeiden. Versuchen Sie auch, im sozialen Miteinander der Teilnehmer ein freundliches Klima zu erzeugen.

Bekräftigend
Das menschliche Verhalten wird stark beeinflusst von dem Wunsch und der Hoffnung, erfolgreich zu sein. Viele – besonders aber die lernunerfahrenen – Teilnehmer benötigen durchaus den persönlichen Kontakt und Zuspruch, auch und gerade die direkte Bekräftigung und die persönliche Anerkennung.

Humorvoll
Tierischer Ernst, Verbissenheit und straffe Arbeitsorientierung sind der Tod jeder Lernbereitschaft. Lernen muss – und kann ja auch – Spaß machen. Lachen kann regelrecht befreiend wirken, lockert alle Beteiligten auf und ist ein Aufwärmer im sozialen Miteinander.

Wie wirke ich als Kursgestalter?
Die Wirkung des Kursgestalters auf die Teilnehmer wird umgangssprachlich oft mit dem Begriff Rhetorik beschrieben. Allerdings wagen wir zu bezweifeln, dass damit tatsächlich die klassische Redekunst (nichts anderes ist Rhetorik) gemeint ist, sondern eher das Gesamtbild der Wirkung auf die Teilnehmer, also gesprochene Sprache, Ausdruck und Körpersprache. Ulrich Lipp beschreibt eine Situation, wie sie viele kennen (S. 59) und nennt dies »Ich-Rhetorik«: »Ich schaue in den Spiegel oder in das Video von meinem Auftritt und analysiere die Sprache und Körpersprache. Da werden die Füllwörter gezählt und analysiert oder was die verschränkten Arme signalisieren. Stehe ich richtig? Verrät die Mimik nicht doch Unsicherheit?« Lipp plädiert im Folgenden für eine Umkehr der Perspektive (S. 60): »Kommt das, was ich als Dozent sage, bei den Teilnehmern an? Wenn das gelingt, haben wir den sprichwörtlichen Draht zu unseren Zuhörern. (...) Da spielen nervöses Zucken, Füllworte, verschränkte Hände und das Wippen mit den Füßen eine untergeordnete Rolle. (...) Dozenten mit kleinen rhetorischen Schwächen wirken in ihrer Unvollkommenheit oft sympathischer und sind näher dran an den Teilnehmern."

Vielleicht helfen Ihnen ein paar Tipps, den Draht zu Ihren Teilnehmern herzustellen:

- Freuen Sie sich auf Ihre Teilnehmer und zeigen Sie dies.
- Suchen Sie Blickkontakt zu Ihren Teilnehmern und zeigen Sie Interesse.
- Versuchen Sie, niemanden in der Gruppe zu übersehen.
- Beachten Sie die Teilnehmerwünsche und -beiträge und gehen Sie nicht einfach darüber hinweg.
- Versuchen Sie, mit Ihrer Stimme zu spielen. Nutzen Sie sowohl Melodie als auch Lautstärke.
- Legen Sie auch mal Pausen beim Reden ein: zwischen den Sätzen oder einfach mitten im Satz.
- Bewegen Sie sich im Unterricht. Setzen Sie sich auch in die Gruppe. Aber werden Sie nicht zum Wanderprediger und Unruheherd.

Unterrichtsplanung

»Wenn man nicht genau weiß, wohin man will, landet man leicht da, wo man gar nicht hin wollte.«

Robert F. Mager

Im vorherigen Kapitel hieß es, der Kursgestalter sei Fachmann für guten Unterricht. Widmen wir uns also nun der Fragestellung, wie wir Ihnen auf dem Weg dorthin Orientierungshilfen geben können? Hierzu durchdenken wir den Prozess der Unterrichtsplanung grundlegend und gehen schrittweise vor.

Weniger ist mehr – Der Blick für das Unwesentliche

Jeder Kursgestalter kennt das Problem, dass er sein Thema so interessant findet, dass er am liebsten alles darüber erzählen möchte. Außerdem sind gerade notfallmedizinische Themen so wichtig, dass nichts weggelassen werden darf. Es geht schließlich allzu oft um Leben und Tod. Diese Vorstellung ist in Teilen zwar nachvollziehbar, beruht allerdings auf einem Missverständnis: Gute Kursgestalter sind nicht deshalb Fachleute, weil sie besonders viel wissen, sondern weil sie in der Unterrichtsplanung als einzige wissen, was für die jeweilige Zielgruppe wichtig ist und was nicht.

Ihre wichtigste Aufgabe ist es somit, immer wieder neu abgestimmt auf die Zielgruppe und den vorgegebenen Zeitrahmen die wesentlichen Inhalte zusammenzutragen und in die Seminarplanung mit einzubeziehen. Kursgestaltern, denen dies gelingt, vermitteln unbewusst die Botschaft an die Teilnehmer: »Das ist im Grunde genommen alles ganz einfach! Und in der zur Verfügung stehenden Zeit auch problemlos zu lernen.« Bei denjenigen, die eher auf Vollständigkeit abzielen, lautet die Botschaft eher: »So einfach ist das alles gar nicht! Deshalb müssen wir uns beeilen und gut aufpassen!«

Versuchen Sie also, die inhaltlichen Kernaussagen oder Anker herauszufinden, und überlegen Sie, wie sich das vorgegebene Thema »Erste Hilfe« eingrenzen, präzisieren und konkretisieren lässt, ohne dass die Inhalte dabei fachlich falsch werden. Vielleicht können Ihnen die nachfolgenden Fragen eine Hilfe für die Durchführung einer »didaktischen Reduktion« sein:

Fragen auf das Seminarthema bezogen:

- Wie lautet das genaue Thema des Seminars?
- Ist es für die Teilnehmer allgemein bedeutsam?
- Kennt »man« als sogenannter Durchschnittsbürger das Grundproblem und vielleicht auch schon inhaltliche Teilbereiche?
- Lassen sich zum Gesamtthema bzw. zu bestimmten Teilbereichen gute, anschauliche oder aktuelle Beispiele finden und anbieten?
- Was ist vom Thema für die Teilnehmer an ihrem Arbeitsplatz oder in ihrem Lebensalltag wichtig?
- Was lernen die Teilnehmer vermutlich leichter und schneller? Wobei werden sie eher gefordert?

Fragen auf die Teilnehmer bezogen:

- Was weiß ich über den Kenntnisstand der Teilnehmer?
- Welchen Bildungsstand, welchen Ausbildungsgrad haben die Teilnehmer bzw. welchen Beruf üben sie aus?
- Gibt es bei der Teilnehmergruppe besondere Interessen am Thema? Welche sind das?

Aus derartigen Erkenntnissen und Vermutungen können sich wesentliche Gesichtspunkte der **Themeneingrenzung und -akzentuierung** ergeben:

- Was kann ich kürzer und eher zusammenfassend behandeln?
- Wo muss ich genauer und ausführlicher vorgehen?
- Was am vorliegenden Thema lernen diese Teilnehmer vermutlich leichter und schneller?

Fragen auf die Institution bezogen:

- Welche Interessen hat die Institution in Bezug auf mein Seminar und die Themenschwerpunkte?
- Welche Rahmenbedingungen finde ich vor: Teilnehmeranzahl, Räume, Raumgröße, Ausstattung? Welche Unterrichtsbedingungen ergeben sich daraus für das Thema?

Techniken der Stoffreduzierung
Für neue Kursgestalter kann folgendes Vorgehen zur Stoffreduzierung hilfreich sein:

- Schritt 1:
  Suchen und Festlegen bestimmter Ankerbegriffe. Unter Ankerbegriffen versteht man die wichtigsten Begriffe jeder Lernsequenz, bzw. Oberbegriffe. Ankerbegriffe dienen der Strukturierung des Lernstoffs, der Hervorhebung wichtiger Inhalte, der Verbindung von Neuem und Bekanntem sowie der Festigung und Vertiefung.
  Ankerbegriffe zum Thema »Bewusstlosigkeit« könnten beispielsweise sein: Ursachen – Gefahren – Handeln – lebensrettender Handgriff – Atemkontrolle – Seitenlage.

- Schritt 2:
  Darstellung der Ankerbegriffe in einer Fach- oder Lernlandkarte, aus der Zusammenhänge und Schwerpunkte sofort visuell erkennbar sind. Sofern Sie nicht gut im Zeichnen von Landkarten sind, bieten sich auch einfache Mindmaps an, oder noch einfacher ein strukturiertes Aufschreiben der wesentlichen Inhalte.

- Schritt 3:
  Das Finden von Beispielen, Bildern oder Berichten, die die festgelegten Ankerbegriffe enthalten und an denen man den gesamten Sachverhalt exemplarisch erklären kann.

Wie finde ich meine Ziele?

Gerade wenn man von seinem Thema beseelt ist, verliert man sich leicht darin. Nicht nur deshalb ist die Orientierung an Zielen und das Formulieren von konkreten Lernzielen eine wichtige Planungs- und Strukturierungshilfe. Lernziele geben die Richtung vor und nehmen dabei die Teilnehmer zum Ausgangspunkt der Fragestellung, was sie zum Seminarende wissen oder können sollen.

Man könnte auch sagen, die Formulierung von Lernzielen ist der springende Punkt jeder Seminarplanung. Dabei unterscheidet man Lernziele hinsichtlich der Könnensbereiche, auf die sie sich beziehen:

- **Kognitive** Lernziele beziehen sich auf die reine Vermittlung von Wissen und Kenntnissen.
- **Affektive** Lernziele beziehen sich auf die Bereitschaft, etwas zu tun oder zu denken, auf Einstellungen, Emotionen und Werte.
- **Psychomotorische** Lernziele beschreiben zu erlernende Handlungen und Fertigkeiten.

Im Weiterbildungsbereich dominiert eindeutig der Bereich des Wissens, Denkens und Verstehens (kognitiver Bereich). Nimmt man die Thematik »Erste Hilfe« in den Fokus, ist es von größerer Bedeutung, dass der psychomotorische Bereich unbedingt beherrscht und umgesetzt werden sollte (z.B. Durchführung von Übungen, Anlegen von Verbänden). Schaut man sich allerdings Statistiken und Untersuchungen zur Hilfsbereitschaft an, so stellt man fest, dass es auch in Erste-Hilfe-Kursen allzu oft nicht gelingt, die Einstellungen der Teilnehmer so zu verändern, dass die Hilfsbereitschaft in tatsächlichen Notfallsituationen steigt. Im Gegenteil scheint es sogar eher so zu sein, dass bei Kursteilnehmern Ängste verstärkt werden, was sich nochmals negativ auf die Hilfsbereitschaft niederschlägt (vgl. u.a. Bierhoff 1990, Lasogga/Gasch 2006, Schwind 1998).

Wir können nicht deutlich genug betonen, dass ein Kursgestalter an seiner eigenen Unsicherheit scheitert oder sich im Nebel seines eigenen Handelns verirrt, wenn er nicht genau weiß, was seine Teilnehmer am Ende des Seminars können sollen.

Hat man die Lernziele formuliert, ist die Planung des Unterrichts aber keineswegs beendet. Denn mit der Eingrenzung der Unterrichtsinhalte und der Zielformulierung ist die Frage des »Wie« noch völlig offen:

- Wie konstruiere ich einen interessanten und abwechslungsreichen Unterricht?
- Wie gehe ich methodisch konkret vor?
- Wie setze ich welche Medien ein? (Und wie gestalte ich sie?)
- Wie überprüfe ich das Gelernte?

Wie konstruiere ich einen interessanten und abwechslungsreichen Unterricht?

Werden einzelne Unterrichtsphasen zu lang, so entstehen Langeweile und Desinteresse, die Teilnehmer schalten ab. Gerade Erwachsene können aufgrund ihrer Berufstätigkeit und meist mehrjähriger Abstinenz von Bildungssituationen nur schwer langen Dozentenvorträgen und Referaten folgen. Selbst wenn es in solchen Situationen nicht zu Protesten der Teilnehmer kommt, wird der Lernerfolg dabei doch äußerst gering sein. Ihre Teilnehmer schalten innerlich ab, dösen oder träumen vor sich hin und gehen ihren eigenen Gedanken nach.

Umgekehrt ist es wiederum so, dass leicht Hektik, Unruhe und Überforderung in den Unterricht hineinkommen, wenn die einzelnen Phasen zu kurz sind.

Nie mehr Langeweile, Desinteresse, Abschalten oder Unruhe – ein Traum in der Vorstellung jedes Kursgestalters. Aber wie gelingt ein solcher Unterricht?

Unterricht wird von Teilnehmern immer dann als interessant und abwechslungsreich erlebt, wenn er

- einerseits zeitlich einen günstigen Aufbau hat, das bedeutet, dass die einzelnen Lernphasen jeweils weder zu kurz noch zu lang ausfallen;
- andererseits ein vernünftiger Wechsel zwischen Teilnehmer- und Dozentenaktivität stattfindet.

Machen wir uns dazu bewusst, dass für jedes Seminar und jeden Unterricht zwei Formen der Kursgestaltung in Frage kommen:

- Die eine Form bezeichnet man als **darbietenden Unterricht** (rezeptiver Unterricht). Hier steht der Kursgestalter, der Lehrende, im Zentrum. Er trägt vor, präsentiert etwas oder leitet eine Diskussion. Alle oder fast alle Teilnehmer hören zu und nehmen die Lerninhalte auf (»einatmen«).
- Die andere Form nennen wir **verarbeitenden Unterricht** (produktiven Unterricht). Hier stehen die Teilnehmer selbst im Zentrum des Geschehens. Sie bearbeiten Fragen und Aufgaben oder erarbeiten etwas (»ausatmen«).

In einem Bild zusammengefasst soll ein interessant gestalteter Unterricht sein wie ein Atmungsprozess. Einatmen und Ausatmen wechseln sich gleichmäßig ab. Ähnlich verhält es sich im Lernprozess. Nach einer Phase mit hauptsächlich darbietenden Tätigkeiten (einatmen) sollte eine andere folgen, in der vorwiegend eigenständig gehandelt wird (ausatmen). Als Faustregel gilt, dass es etwa alle 20 Minuten einen Wechsel zwischen den Lernphasen geben sollte.

Sicherlich wird es in der Praxis immer wieder Überschneidungen zwischen rezeptiven und produktiven Tätigkeiten geben, allerdings geht es uns in unseren Ausführungen vielmehr um eine wesentliche Tendenz. Diese lautet: Unterricht sollte so strukturiert sein, dass ein wechselhaftes Tätigwerden der Teilnehmer möglich wird. Dies setzt voraus, dass Sie über ein möglichst großes und facettenreiches Repertoire an Methoden und Sozialformen verfügen.

Sozialformen und Methoden

> *»Wer als einziges Werkzeug einen Hammer besitzt, für den sieht jedes Problem aus, wie ein Nagel.«*
>
> Abraham Maslov (1908–1970)

Jeder Phase des Seminars lässt sich meistens genau eine Sozialform und eine Methode zuordnen. Der Sprachgebrauch ist allerdings insofern uneinheitlich, als dass nicht immer klar zwischen Sozialform und Methode unterschieden wird.

- **Sozialformen** befassen sich mit der Frage, wer mit wem zusammen arbeiten soll. Sozialformen beschreiben die soziale Beziehung und die Interaktion der am Lernprozess beteiligten Personen. Vor diesem Hintergrund unterscheiden wir vier Sozialformen: Einzelarbeit – Partnerarbeit – Gruppenarbeit – Plenumsarbeit.
- **Methoden** beschreiben die unterschiedlichen Handlungsmuster und Techniken zum Erlernen und Erarbeiten von Inhalten. Beispiele für Arbeitsformen sind Referate, Vorträge, Expertengruppen, Lehrgespräche, Rollenspiele, Stationenlernen, usw.

Über beide Formen ist in jedem Unterricht getrennt voneinander zu entscheiden, und sie sollten auf die Verträglichkeit untereinander und im Hinblick auf die anderen Unterrichtsfaktoren (Thema, Ziele, Medien, Voraussetzungen der Teilnehmer) reflektiert werden.

Innerhalb einer gegebenen Sozialform sind unterschiedliche Arbeitsformen (Methoden) möglich und umgekehrt kann eine gewählte Methode mit verschiedenen Sozialformen kombiniert werden, sodass je nach Kombination immer wieder ein neues Unterrichtsgeschehen entsteht.

Sozialformen

Sozialform »Einzelarbeit«
Einzelarbeit bedeutet, dass jeder Teilnehmer für sich alleine eine Aufgabenstellung bearbeitet, darüber nachdenkt oder ein gestelltes Problem zu lösen versucht. Die Sozialform Einzelarbeit wird in Seminaren nicht mehr sehr häufig angewandt, was wahrscheinlich damit zu tun hat, dass in der heutigen Gesellschaft Begriffe wie Teamarbeit und Teamfähigkeit eine größere Rolle spielen. Offenbar hat sich hier die umgekehrte gesellschaftliche Tendenz zur verstärkten Individualisierung noch nicht durchgesetzt.

Die Einzelarbeit bietet aber genau diese Möglichkeit, sich zunächst allein mit einer Frage gemäß dem eigenen Tempo und der eigenen Art zu Lernen auseinanderzusetzen. Gerade wenn es um Themen geht, die mit Emotionen, Ängsten und persönlichen Erfahrungen verbunden sind, kann es sinnvoll sein, den Teilnehmern an bestimmten Punkten die Möglichkeit einer individuellen Bearbeitung anzubieten.

Sozialform »Partnerarbeit«
Mit der Sozialform Partnerarbeit greifen Kursgestalter auf ein bewährtes und bekanntes menschliches Lebensprinzip zurück. Partnerarbeit finden wir u.a. in der Partnerschaft, in der Freundschaft, in der Mutter-Kind-Beziehung, aber auch im Arbeitsalltag und im öffentlichen Leben. Das heißt, wir können mit dieser Sozialform bereits mehr oder weniger gut umgehen. In der Partnerarbeit spielen Fähigkeiten wie Toleranz und Respekt, Zuhören und Kompromissbereitschaft, Vertrauen und Hilfe eine große Rolle. In der Praxis ist der Einsatz von Partnerarbeit eher unproblematisch – ggf. auftretende Konflikte können durch Partnerwechsel zeitnah bereinigt werden.

Sozialform »Gruppenarbeit«

Gruppenarbeit ist DIE Sozialform unserer Zeit. Auch dies hat wahrscheinlich gesellschaftliche Ursachen. In der Arbeitswelt wie im politischen und sozialen Umfeld ist zur Lösung der heutigen sehr komplexen Aufgaben eine Zusammenarbeit von Fachleuten mit unterschiedlichen Kompetenzen unabdingbar. Gruppenarbeit wird häufig als Gegenpol zur Plenumsarbeit eingesetzt. Zur Bearbeitung bestimmter Aufgabenstellungen werden für eine vorgegebene Zeit Gruppen von 3 bis 6 Teilnehmern zusammengestellt. Bezüglich der Größe der Gruppen gibt es in der Literatur unterschiedliche Empfehlungen. Dies hängt sicherlich auch vom Thema, dem Gruppenauftrag und der Art der Präsentation ab. Die Sozialform Gruppenarbeit ermöglicht Arbeitsteilung, schafft Synergieeffekte und spart damit viel Zeit.

Grundsätzlich lassen sich Gruppenarbeiten in allen Phasen von Unterrichtssequenzen einsetzen. Dies kann in zweierlei Art geschehen:

- **Arbeitsgleiches Vorgehen**
  Alle Gruppen bekommen ein und dasselbe Thema zur Ausarbeitung. Zum Abschluss der Gruppenarbeitsphase werden die zentralen Punkte gemeinsam bzw. ergänzend herausgearbeitet und dargestellt. Dies ist dann sinnvoll, wenn wir möglichst viele Beiträge, Meinungen, Erfahrungen zu einem Thema bekommen wollen.
- **Arbeitsteiliges Vorgehen**
  Die Gesamtaufgabe wird zerlegt, wobei von jeder Gruppe eine Teilaufgabe übernommen wird. Mit dieser Form kann ein größerer Themenkomplex bearbeitet werden. Trotz der unterschiedlichen Teilaufgaben sollten inhaltliche Verknüpfungspunkte bestehen. Diese erlauben es den Kleingruppen, aufgrund der Erkenntnisse Rückschlüsse auf die anderen Bereiche zu ziehen. Auch bei dieser Form trägt jede Gruppe zum Abschluss ihr Ergebnis vor, wobei der Trainer Ergänzungen vornimmt und die zentralen Punkte nochmals hervorhebt.

Vorbereitung: Gruppenbildung, Raumgestaltung und Aufgabenverteilung

Kleingruppen können sich über drei unterschiedliche Wege finden:

- die einzelnen Gruppenmitglieder werden von Ihnen bestimmt und vorgegeben;
- lediglich die Gruppengröße wird vorgegeben, den Teilnehmern bleibt es überlassen, sich selbst nach Belieben zu gruppieren; oder aber
- die Kleingruppen setzen sich ganz zufällig zusammen, etwa durch Losverfahren, Kartenziehen, Abzählen o.Ä.

Sinnvolle und funktionierende Gruppenarbeit erfordert bestimmte Räumlichkeiten. Wird alles in einem kleinen Raum durchgeführt, entsteht meist ein Chaos. Am günstigsten ist es, wenn sich die Gruppen für ihre Arbeitsphase in unterschiedliche Räume zurückziehen können. Dies trennt sie sowohl akustisch wie visuell. Manchmal reicht es aber auch schon aus, in genügend großen Räumen Tisch- und Stuhlgruppen umzustellen oder Gruppenzonen abzuteilen und unterschiedlich zu gestalten.

Gruppenarbeiten stehen und fallen mit der Aufgabenstellung an die einzelnen Kleingruppen. Formulieren Sie die Arbeitsaufträge so genau wie möglich und bereiten Sie alle nötigen Hilfsmittel und Informationen vor, die die Kleingruppen benötigen, um störungsfrei arbeiten zu können. Hier ein paar Tipps:

- Halten Sie die Aufgaben schriftlich fest (z.B. auf einem Arbeitsblatt oder am Flipchart).
- Erklären Sie kurz, warum Sie die Aufgabe stellen, worin die Herausforderung besteht und welche Bedeutung die Aufgabe für das weitere Vorgehen hat.
- Klären Sie die Arbeitsfähigkeit jeder Gruppe ab. Ist die Aufgabe von allen verstanden worden? Werden noch Informationen benötigt?
- Vereinbaren Sie eine Zeit, die der Gruppe zum Arbeiten zur Verfügung steht.

Sozialform »Plenumsarbeit«

Die Sozialform Plenumsarbeit kennen die meisten noch aus Schulzeiten und häufig ist sie immer noch die vorherrschende Sozialform in der Erwachsenenbildung. Sie wird dabei verbunden mit der Methode des Lehrvortrags oder des Lehrgesprächs. Obwohl sie vielfach einen schlechten Ruf genießt, hat sie einen festen und sinnvollen Platz in den Sozialformen der Seminargestaltung und muss nicht zwangsläufig »langweilig« sein.

Methodenklassiker

Es gibt eine Vielzahl von Methoden zur Gestaltung von Unterricht. An dieser Stelle möchten wir uns zunächst auf die Klassiker konzentrieren, die in der gegenwärtigen Unterrichtspraxis am häufigsten zum Einsatz kommen:

- Der Lehrvortrag
- Das Lehrgespräch
- Die Gruppendiskussion
- Die Stationenarbeit

Im Praxisteil haben wir Ihnen weitere Methoden zusammengestellt, die Sie entweder direkt übernehmen oder aber als Ideenimpulse zur eigenen Seminargestaltung nutzen können.

Der Lehrvortrag

Bei der freien Rede erstellen Sie sich einen Stichwortzettel mit einer Grobgliederung des Stoffs. Aufgrund der gründlichen Vorbereitung und der guten Stoffkenntnis können Sie die Inhalte anschließend gedanklich formulieren und vortragen. Durch einen Lehrvortrag können Sie Wissen kurz und knackig vermitteln. Mit keiner anderen Methode können Inhalte so klar und strukturiert vermittelt werden. Als Kursgestalter haben Sie die völlige Kontrolle über die Gruppe. Die Methode ist vor allem bei jenen beliebt, denen Kontrolle Sicherheit gibt.

Dass die Methode nicht den besten Ruf hat, liegt nicht an der Methode, sondern an der Umsetzung. Ein guter Lehrvortrag kann durchaus begeistern und Teilnehmer emotional ansprechen. Wichtig hierfür:

- Der rote Faden und eine nachvollziehbare Struktur sind für die Teilnehmer immer erkennbar.
- Augen auf! Unterstützen Sie den Vortrag durch kleine visuelle Akzente (Bilder, Gegenstände, Zeichnungen usw.) und verankern sie Schlüsselbegriffe und Kernaussagen (z.B. am Flipchart).
- Spielen Sie mit Ihrer Stimmmelodie und machen Sie Sprechpausen. Suchen Sie Blickkontakt zu Ihren Teilnehmern.
- Beenden Sie den Lehrvortrag spätestens nach 20 Minuten. Alles, was darüber hinausgeht, wird schwierig – für Sie und Ihre Teilnehmer.

Das Lehrgespräch

Während die freie Rede einen monologischen Charakter hat, steht im Lehrgespräch die ständige Kommunikation zwischen Ihnen und den Teilnehmern im Mittelpunkt. Der Schwerpunkt liegt dabei in der sogenannten Frage-Antwort-Methode, d.h. durch Fragen und Antworten der Teilnehmer erarbeiten Sie sich die Sachverhalte im gemeinsamen Austausch. So einfach und toll wie sich die Methodenbeschreibung liest, funktioniert sie leider in der Praxis nicht. Die große Kunst besteht darin, die Antworten der Teilnehmer so zu verarbeiten, dass der rote Faden des Lehrgesprächs nicht verlorengeht. Was passiert zum Beispiel, wenn die Teilnehmer Antworten geben, die partout nicht ins Konzept passen? Was geschieht, wenn die Teilnehmer schweigen? Oder umgekehrt, wenn sie beim Antworten zu viel und zu lange erzählen, ausschweifen und nicht auf den Punkt kommen? Wie gehen Sie mit Teilnehmern um, die sich immer und zu jeder Frage melden, weil sie bereits alles wissen?

Selbst aus Teilnehmerperspektive stellt sich das Lehrgespräch trotz des positiven Images nur oberflächlich als optimale Methode dar. In Wirklichkeit weckt das Lehrgespräch Erinnerungen an den Schulunterricht. Stellt der Lehrer eine Frage, gibt es in der Regel nur eine passende Antwort, die es durch die Schüler zu erraten gilt. Erwachsenengerechter Unterricht, der die Teilnehmer mit all ihren Erfahrungen und Erwartungen ernst nehmen möchte, sieht anders aus. Teilnehmer, die sich auf die vermeintlich offene Unterrichtsgestaltung einlassen, sich mit den Fragen auseinandersetzen, offen ihre Meinung äußern und dann erleben, dass ihre Rückmeldung beim Kursgestalter wenig Beachtung findet, weil sie möglicherweise nicht der Antwort entspricht, die erwartet wird, werden das weitere Unterrichtsgeschehen wenig motiviert und interessiert verfolgen.

Sind Sie jedoch tatsächlich neugierig darauf, was die Teilnehmer denken, was sie zum Thema erlebt haben, was sie wissen wollen oder welche Meinungen sie haben, kann das Lehrgespräch eine muntere und anregende Seminarmethode sein.

Vielleicht hilft es Ihnen, sich bewusst zu machen, welche unterschiedlichen Fragetypen es gibt und wozu Sie diese am besten einsetzen:

- ▶ **Abruffragen** beziehen sich auf Erfahrungen, Erlebnisse und Meinungen, die die Teilnehmer mitbringen. Diese Fragen sind immer dann gut platziert, wenn Sie ein neues Thema beginnen und den Teilnehmern den Themeneinstieg erleichtern bzw. einen möglichst konkreten Bezug zum Thema herstellen möchten.
- ▶ **Denkfragen** dienen der Verarbeitung von Informationen. Denkfragen regen an, Position zu beziehen, sich mit Inhalten auseinanderzusetzen. Sie sollten den größten Teil der Fragen eines Lehrgesprächs ausmachen.
- ▶ **Kontrollfragen** geben Rückmeldung, was und wie viel verstanden wurde. Sie stehen normalerweise am Ende eines Themenkomplexes oder einer Einheit.
- ▶ **Blitzlichtfragen** zielen auf die momentane Stimmungslage und die Teilnehmerbefindlichkeit ab.

Die Gruppendiskussion
Die Gruppendiskussion bedeutet, dass sich mehrere Kleingruppen in einer vorgegebenen Zeit mit einer oder mehreren Aufgaben beschäftigen und sich anschließend über die Ergebnisse austauschen. Die Gruppendiskussion ist im Prinzip nichts anderes als die bereits beschriebene Sozialform »Gruppenarbeit«. Einmal wird dadurch das methodische Vorgehen beschrieben, beim anderen Mal das soziale Miteinander. Um unnötige Wiederholungen zu vermeiden, verweisen wir bzgl. der Hintergründe zur Gruppendiskussion auf das Kapitel zuvor und legen nachfolgend den Blickwinkel auf die Präsentation der Gruppenergebnisse, die wir in der Beschreibung der Sozialform außer Acht gelassen haben.

Die Standardvariante sieht vor, dass die Kleingruppen arbeiten, Ergebnisse am Flipchart oder auf Arbeitsblättern festhalten und nacheinander die jeweiligen Gruppenergebnisse im Plenum präsentieren. Spätestens nach der dritten Präsentation macht sich Langeweile breit und die Aufmerksamkeit sinkt.

Wir stellen Ihnen nachfolgend 4 Alternativen vor; vielleicht haben Sie auch noch andere Ideen:

- ▶ **Wechselnde Bühnen**
  Sollte der Seminarraum ausreichend groß sein, haben Sie die Möglichkeit, an unterschiedlichen Bühnen (Orten im Raum) präsentieren zu lassen. Es muss nicht immer vorne im Raum, frontal zur Gruppe oder an der Leinwand sein. Bewegung zwischen den Präsentationen, ein kurzer Wechsel des Orts oder des Blickwinkels lassen die Aufmerksamkeit wachsen.
- ▶ **Mehrgänge-Menü**
  Viele Gruppenergebnisse lassen sich auch in mehreren Gängen präsentieren. Organisieren Sie Ihr Seminar so, dass die Gruppen frühzeitig an ihren Aufgabenstellungen arbeiten, und verteilen Sie die Präsentationen so auf das gesamte Seminar, dass sich Präsentationen, Lehrvorträge, praktische Übungen und Pausen abwechseln.
- ▶ **Marktplatz der Plakate**
  Der zusätzliche Arbeitsauftrag lautet: »Präsentieren Sie Ihr Arbeitsergebnis mithilfe eines Flipchart-Plakats so, dass es selbsterklärend ist. Es gibt keine Präsentation der Ergebnisse.« Nach Beendigung der Arbeitsphasen schließt sich ein Rundgang über den Marktplatz der Plakate an. Die Plakate werden hierzu in einem oder mehreren Räumen gleichmäßig verteilt. Alle Teilnehmer ziehen gemeinsam von Plakat zu Plakat. Ein Gruppensprecher steht pro Plakat zur Beantwortung aufkommender Fragen zur Verfügung.
- ▶ **Gruppenquartett**
  Im Vorfeld gliedert der Kursgestalter einen Themenkomplex in mehrere Unterthemen und verteilt die zugehörigen Aufgabenstellungen an jeweils eine Kleingruppe. Die Mitglieder der jeweiligen Kleingruppe werden so zu kleinen Experten für ihr Unterthema. Im zweiten Schritt verteilen sich die Teilnehmer so, dass in jeder neuen Gruppe ein Experte zu jedem Unterthema sitzt. Danach geben die Teilnehmer ihr Expertenwissen an die anderen weiter. Im Anschluss an die beiden Gruppentreffen kommen alle im Plenum für Rückfragen zusammen. Allerdings ist es Aufgabe des Kursgestalters, nicht nochmal den kompletten Stoff zu wiederholen, sondern lediglich für offene Fragen bereitzustehen.

Die Stationenarbeit
Eine Stationenarbeit bietet sich sowohl zum Einüben rein praktischer Fertigkeiten an als auch in der Verbindung von praktischen Übungen und

theoretischem Wissenserwerb. Während Sie bei den praktischen Übungen verstärkt die korrekte Ausführung begleiten müssen, können theoretische Sachverhalte so vorbereitet sein, dass die Teilnehmer sich selbst kontrollieren. Die Vorgabe, dass sich jeder Teilnehmer mit mindestens einer Aufgabe beschäftigen muss, die er aus dem vorgegebenen Angebot selbst wählen kann, vereinfacht den reibungslosen Ablauf einer Stationenarbeit.

Eine solche Arbeitsweise hat für die Teilnehmer zwar einen offenen Charakter, verlangt jedoch von Ihnen als Kursgestalter eine klare strukturelle Vorgabe. Die verschiedenen Stationen müssen deutlich abgesteckt sein und am besten voneinander getrennt liegen, damit die Teilnehmer ihre ganze Aufmerksamkeit auf die jeweilige Station richten können. Darüber hinaus benötigt jede Station einen festen Arbeitsauftrag. In der Ersthelferschulung eignet sich eine Stationenarbeit beispielsweise sehr gut als offene Wiederholungs- und Vertiefungsphase gegen Ende des Seminars.

Medieneinsatz

»Bunt ist meine Lieblingsfarbe.«
Walter Gropius (1883–1969)

Als Medien kommen in der Ersthelferausbildung je nach Ausstattung des Standorts Schreibtafel, Whiteboard, Flipchart, Diaprojektor, Overheadprojektor oder Videobeamer zum Einsatz. Als Unterrichtsmedien sind darüber hinaus Übungsphantome, Foliensätze sowie diverse Demonstrationsmodelle zu nennen. Vorstellbar sind weiterhin Schreibunterlagen für die Teilnehmer, Arbeitsblätter, Bildkarteien usw.

Sieht man sich allein diese zugegebenermaßen kleine Auflistung an, so kann man sich vorstellen, welche Vielfalt an Medien an sich verfügbar ist. Das eigentlich Erstaunliche ist jedoch, wie wenig davon normalerweise eingesetzt wird. Das dürfte einerseits daran liegen, dass Kursgestalter die Bedeutung des Medieneinsatzes für ihren Unterricht nicht erkennen, andererseits finden sie in den Seminarräumen die verschiedenen Medien und technischen Voraussetzungen oftmals nicht vor. Wichtig ist in diesem Zusammenhang, dass Kursgestalter in großem Maße selbst dafür verantwortlich sind, dass vor Ort die notwendigen Voraussetzungen für ein erfolgreiches Lehren geschaffen werden.

Wie bereits gesagt, sind Sie Fachmann für den Unterricht und müssen wissen, was erforderlich ist. Im Übrigen sind viele Medien gar nicht käuflich zu erwerben, sondern müssen selbst hergestellt werden, z.B. vor allem Plakate, Tafelbilder, Arbeitsblätter, Handouts. Man sollte hinsichtlich des Arbeitsaufwands und der Mühe bei der Selbsterstellung der Medien einen ganz wesentlichen Punkt nicht übersehen: Sind die Medien erst einmal verfügbar, so verbessern sie nicht nur die Qualität des Unterrichts, sondern erleichtern Ihnen die Arbeit ganz wesentlich, da sie jederzeit wieder einsetzbar sind. Außerdem entlasten sie im Unterricht Ihre Arbeit bzw. Ihren Rede- und Aktivitätsanteil. Wer nämlich ständig den Unterricht über seine Person ablaufen lässt und keine teilnehmerzentrierten Verfahren einsetzt, darf sich nicht wundern, wenn ihn das Unterrichten auf Dauer stark belastet und anstrengt.

Unabhängig davon, welche Medien im Endeffekt eingesetzt werden, gibt es Regeln zum sinnvollen Medieneinsatz (vgl. Hartmann, Funk, Nietmann, 2008, S. 63 ff.):

- **Freie Sicht aller Teilnehmer auf das Medium**
  Überprüfen Sie die Sichtverhältnisse vor Kursbeginn, platzieren Sie entweder die Teilnehmer entsprechend oder stellen Sie Ihre Medien um.
- **Lesbarkeit der dargestellten Texte**
  Die Handschrift sollte gut lesbar sein. Schreiben Sie in Druckbuchstaben anstatt in Schreibschrift. Groß- und Kleinbuchstaben sind einerseits abwechslungsreicher, in Großbuchstaben kann andererseits fast jeder »schön« schreiben. Die Schriftgröße auf Folien sollte mindestens 14 Punkt (pt) betragen.
- **Nur vorbereitete Medien können optimal eingesetzt werden**
  Liegen alle Medien bereit, die eingesetzt werden sollen? Wo befinden sie sich? Liegen notwendige Verbindungskabel in der Nähe? Liegen evtl. Klebestreifen oder Nadeln in der Nähe, um das Flipchart-Papier aufhängen zu können? Ist ausreichend Papier vorhanden? Reicht die Kreide aus? Schreiben die Stifte noch oder sind sie ausgetrocknet? Sind die Dias in der richtigen Reihenfolge?

Ist der Foliensatz vollständig? Funktionieren die Geräte? usw.

- **Medienwechsel beleben das Kursgeschehen** Mehrere Medien sorgen für Abwechslung und können belebend wirken. Aber Vorsicht: Eilen Sie nicht von einem Medium zum anderen, um nach Flipchart, Whiteboard und Overheadfolie endlich beim Diaprojektor zu landen und dabei zu vergessen, den Videofilm abzustellen. Ein gesunder Mittelweg motiviert sowohl den Kursgestalter als auch die Teilnehmer während des Seminars.

Flipchart und Pinwand

Flipchart, Pinwand und Tafel bezeichnen wir als sogenannte Langzeitmedien. Die Bezeichnung hat nichts damit zu tun, wie lange die Medien bereits auf dem Markt sind, sondern wie lange sie im Seminar wirken. Die Zeit, in der Beamer und Overheadprojektor wirken, ist oft zu kurz, um die Informationen im Gehirn abspeichern zu können. Flipcharts oder Pinwände bleiben im Gegensatz dazu im Seminarverlauf stehen. Sie werden zwar häufig zur Seite gerückt, bleiben aber dennoch sichtbar. Wichtige Plakate können im Raum aufgehängt werden. Als positiver Nebeneffekt bekommt der Seminarraum Atmosphäre, wenn die Wände nicht kahl bleiben, sondern mit selbst gestalteten Plakaten »tapeziert« sind.

Flipchart und Pinwand sind die besten Medien, um Arbeitsergebnisse von Kleingruppen festzuhalten und zu diskutieren. Darüber hinaus eignen sich beide besonders gut für Gliederungen, Tagesverläufe und Ähnliches. Der große Vorteil liegt in der Einfachheit der Handhabung. Man benötigt keinen Strom, es brennt keine Birne durch, und selbst wenn keine weiteren Hilfsmittel zur Verfügung stehen, kann man Blätter und Plakate zur Not auch einmal an die Wand oder an die Tür kleben. Man kann die Grundraster der Charts bereits zu Hause vorbereiten und dann während des Seminars ergänzen. Zusätzlich besteht die Möglichkeit, mit Kärtchen in unterschiedlichen Formen, Farben und Größen zu arbeiten und somit sehr flexibel und spontan auf die Teilnehmer zu reagieren.

Die übliche Form der Arbeit mit Kärtchen ist die sogenannte Clustermethode. Die Teilnehmer schreiben Beiträge zu einer vorgegebenen Fragestellung auf ihre Kärtchen. Dabei sollte pro Kärtchen nur ein Wort oder ein Gedankengang stehen. Danach wird jede Karte aufgehängt. Wenn alle Karten hängen, schaut man sich das Ergebnis an und beginnt zu gruppieren, was zusammen gehört. Jede Kartengruppe erhält eine Überschrift, sodass zum Ende ein Gesamtschema erkennbar wird. Gerne können Sie auch die Teilnehmer selbst die Kärtchen anheften und sortieren lassen und sich auf die Begleiterrolle beschränken.

Overhead und Beamer

Overhead-Vorträge und Beamer-Präsentationen sind ebenfalls vergleichbar. Sie unterstützen die Kursgestaltung durch Folien. Wichtig ist, dass perfekt gestaltete Folien noch lange keine perfekte Präsentation garantieren. Es kommt viel mehr darauf an, wie Sie mit dem Medium umgehen.

Neben den Grundregeln, die wir zu Beginn des Kapitels beschrieben haben, folgen nun noch drei Ergänzungen:

- Ihre Teilnehmer können selbst lesen. Sie müssen nicht alles, was Sie per Folie projizieren, nochmals vorlesen. Falls sie den Eindruck haben, dass die Folie ansonsten nicht verständlich ist, haben Sie die falschen Begriffe gewählt und den roten Faden verloren.
- Lassen Sie Ihren Teilnehmern eine Lesepause und stehen Sie für Rückfragen oder Hintergrundwissen zur Verfügung.
- Kündigen Sie Ihre Folien und Bilder an und reden Sie nicht sofort weiter, sobald eine neue Folie aufliegt. Ihre Teilnehmer werden sich zuerst an der Folie orientieren und versuchen, die Visualisierung zu begreifen. Ihre ersten Sätze gehen dabei verloren.

Also gilt:

- **Schritt 1:** Bild oder Folie ankündigen: *Ich zeige Ihnen jetzt eine Grafik mit dem Inhalt xy.*
- **Schritt 2:** Dann klicken Sie die Präsentation an oder legen Ihre Folie auf.
- **Schritt 3:** Sie sind so lange still, bis die Teilnehmer die Folie erfasst und überblickt haben.
- **Schritt 4:** Dann beginnen Sie zu sprechen und zu erklären.

Sollten Sie die Befürchtung haben, dann nicht mehr mit Ihren Folien durchzukommen, weil Ihnen die Zeit für dieses Vorgehen fehlt, gilt gleiches wie zuvor geschrieben: Sie haben die falsche Auswahl getroffen bzw. für die vorgegebene Zeit zu viele Folien ausgewählt!

Um bei unvorhergesehenen technischen Problemen nicht völlig mittellos und verzweifelt vor der Gruppe zu stehen, sollten Sie immer eine Flipchart-Ausarbeitung vorbereitet haben. Man kann nie wissen.

Den Überblick behalten in jeder Phase

> *»Wenn man nicht genau weiß, wo man hin will, landet man leicht da, wo man gar nicht hin wollte.«*
>
> Roger F. Mager

Jedes Lern-Modul besteht aus verschiedenen aufeinander aufbauenden Lernphasen. Aus der Schuldidaktik stammt z.B. ein dreistufiges Modell, das den Unterricht in eine Einstiegs-, eine Haupt- und eine Nachphase aufteilt. Wir möchten dieses Modell zwar übernehmen, unterteilen die Hauptphase jedoch noch einmal in eine Erarbeitungs- und eine Festigungsphase (vgl. Alsheimer, Müller, Papenkort 1996).

Die Einstiegsphase
Egal, ob Sie nur einen Vortrag halten oder aber einen kompletten Lehrgang durchführen – es gibt immer einen Einstieg ins Thema. Bereiten Sie sich auf diesen Einstieg vor, da Sie damit einen nicht unwesentlichen Grundstein für das Gelingen des Seminars legen. Anfängliche Fehler und Versäumnisse sind nur schwer nachzuholen. In der Einstiegsphase ist alles noch offen und ungewohnt. Die Teilnehmer konzentrieren sich zunächst eher auf das neue Umfeld, das soziale Miteinander in der Lerngruppe und auf Sie, den Kursgestalter. Aus diesen Gründen sind Ihre Teilnehmer auch noch nicht bereit, Wissen aufzunehmen, und müssen erst etwas »warm« werden.

Die Erarbeitungsphase
Diese Phase schließt sich an die Einstiegsphase an. Grundthema ist die Auseinandersetzung mit den gewählten Inhalten auf unterschiedliche methodische Weise. Die Aufgabe des Kursgestalters ist es in dieser Phase, den Teilnehmern die Inhalte zu erschließen und gemeinsames Erarbeiten zu organisieren. In dieser Phase geht es darum, »Neues« zu erfahren und dieses neu erworbene Wissen mit bereits bekanntem »alten« Wissen zu vergleichen und ggf. zu ergänzen oder zu korrigieren.

Die Festigungsphase
Diese Phase ist mindestens genauso wichtig wie die Erarbeitungsphase, wird aber in der Planung oft weniger berücksichtigt als die beiden ersten Phasen. Das Erarbeitete, das immer noch etwas fremd – weil neu – ist, gilt es jetzt zu verarbeiten, zu verinnerlichen, zu wiederholen, zu üben und festzuhalten.

Die Auswertungsphase
Die Auswertungsphase ist die Endphase jedes Moduls oder des Seminars. In der Endphase stehen die Teilnehmer auf einer Art Schwelle. Sie blicken noch einmal zurück auf das, was sie gemacht und gelernt haben, und sie schauen gleichzeitig nach vorne auf ihren privaten und beruflichen Alltag. Aus dieser Situation ergeben sich die beiden Grundprinzipien des Auswertens: Rückblick und Ausblick! Sie gelten im Grunde für jedes Lern-Modul, egal ob es sich nun um eine einzelne Unterrichtssequenz oder einen kompletten Kurs handelt.

Nachdem Sie sich mit allen Bedingungsfaktoren, die Lern-Module beeinflussen und die es als Kursgestalter zu planen gilt, beschäftigt haben, werden diese Komponenten in Planungsskizzen zusammengeführt. Die Skizze hilft Ihnen,

- sich vor dem Seminar nochmals mit der Struktur und dem konkreten Verlauf der einzelnen Unterrichtssequenzen zu befassen,
- sich während des Seminars schnell zu orientieren und
- den Kopf für wichtige, bei der Planung noch nicht durchdachte Entscheidungen frei zu halten.

Da es in der Literatur verschiedene Raster gibt, schlagen wir Ihnen eine Möglichkeit vor, die Sie problemlos auf Ihre Wünsche und Vorstellungen übertragen können.

Thema: ....

Ziele:
▶ ....
▶ ....
▶ ....

Zeit	Lernphase	Inhaltlicher Verlauf / Einzelschritte	Sozialform / Methoden	Material / Medien

ABB. 1 ▶ Vorlage Planungsskizze

Kleinigkeiten für die Stimmung

> *»Es sind die kleinen Dinge, die berühren und besondere Freude bereiten, nicht die großen.«*
>
> unbekannt

Wie der Spruch bereits ausdrückt, sind es Kleinigkeiten, die den nachhaltigsten Effekt auf die Wahrnehmung, die Atmosphäre und somit letztlich auch auf die Nachhaltigkeit des Seminars haben. Wir haben an dieser Stelle 10 kleine Stimmungsmacher, Stimmungsbeeinflusser oder kleine Kursunterstützer zusammengestellt:

1 Sitzordnung, Namensschilder, Anrede beachten
Eine gesprächsfördernde Sitzordnung, z.B. im Kreis, sowie Namensschilder (egal in welcher Ausführung) fördern die Mitarbeit und begünstigen das Arbeitsklima von Beginn an. Bemühen Sie sich darum, jeden Teilnehmer so schnell wie möglich mit Namen anreden zu können.

2 Vorbereitung
Das Erstellen von Manuskripten, Flipcharts und die Vorbereitung der Räumlichkeit und der Medien unmittelbar vor dem Unterricht sind eine Verbeugung des Kursgestalters vor den Teilnehmern. Gehen Sie hier sorgfältig vor, so geben Sie Ihren Teilnehmern wortlos zu verstehen, dass Sie Ihre Aufgabe – und damit auch die Teilnehmer als Gegenüber – schätzen und ernst nehmen.

3 Herzlich Willkommen
Ein einfaches Schild an der Tür oder ein Flipchart, individuell gestaltet mit der Seminar- oder Firmenbezeichnung und vielleicht einem passenden Bild dazu ist ein eindeutiges Signal: Hier gehöre ich als Teilnehmer hin, hier bin ich richtig, hier hat sich jemand auf mich vorbereitet.

4 Persönliche Begrüßung
Begrüßen Sie Ihre Teilnehmer persönlich, heißen Sie sie willkommen und sagen Sie ihnen in kurzer Form, wo sie ihren Platz finden und wie sie die Zeit bis zum Beginn verbringen können. Gibt es Kaffee, Tee, Wasser?

5 Humor und Lachen
Lachen lockert und in einem lockeren Zustand lernt es sich leichter. Haben Sie Witz, Esprit und die Fähigkeit, Menschen zum Lachen zu bringen, wirkt sich dies auf das gesamte Seminar aus. Sind Sie von Haus aus kein Entertainer, gibt es genügend Methoden und kleine Spiele, die Ihnen helfen und bei denen viel gelacht wird.

6 Süßes Doping
Bonbons, Schokolade oder andere Süßigkeiten sollten eigentlich zur Grundausstattung jedes Kursgestalters gehören. Zur Gruppenbildung, zur Belohnung oder auch einfach so, wenn Sie der Meinung sind, ein paar Glückshormone und kleine Geschenke könnten guttun.

7 Sauerstoff
Verschreiben Sie Ihren Teilnehmern immer wieder mal eine Portion Sauerstoff. Reißen Sie die Fenster auf oder schicken Sie Ihre Teilnehmer bewusst in den Pausen aus dem Seminarraum nach draußen. So gelangt eine gesunde Portion Sauerstoff ins Gehirn und eine Veränderung der Umgebung kann helfen, wieder einen klaren Kopf zu bekommen.

8 Freundlichkeit
Freundlichkeit zahlt sich immer aus und ein Lächeln kommt in der Regel doppelt zurück. Und das Schöne: Sie können es lernen, sofern Sie von Hause aus normalerweise keinen allzu großen Wert darauf legen. Bringen Sie den Teilnehmern Stifte, Blätter, Unterrichtsmaterial an den Tisch; suchen Sie Ihren Teilnehmern in den Pausen gewünschte Zusatzinformationen zusammen; vielleicht haben Sie ja immer eine Packung Aspirin® im Handgepäck für den Fall, dass jemand Kopfschmerzen bekommt. Kennen Sie das Geburtstags-Flip? Schicken Sie das Geburtstagskind im Verlauf des Seminars für ein paar Minuten vor die Tür. Jeder Teilnehmer schreibt nun einen Geburtstagswunsch auf eine Kreiskarte, die auf das Flipchart geklebt wird und als Blumenstrauß visualisiert dem Geburtstagskind präsentiert wird.

9 Nutzen Sie die Kraft von Symbolen und Bildern
Vieles was man sagt, bekommt durch Symbole oder Bilder eine andere Qualität. Dies macht sie so interessant. Symbole und Bilder wirken für sich, weitgehend unabhängig von Ihrer Person. Weil Symbole und Bilder weniger festgelegt sind als Sprache, lassen sie mehr Raum für Interpretationen oder die eigene Vorstellungskraft. Symbole und Bilder sprechen die Gefühle der Teilnehmer an und fördern so das emotionale Lernen.

10 Kleine Spiele
Wir waren alle einmal spielende Kinder und haben die Neugierde, die Freude, den Spaß und die Erfolgserlebnisse beim Spielen genossen. Wecken Sie diese Spielfreude bei Ihren Teilnehmern immer mal wieder durch kleine gezielte Lernunterbrechungen. Dadurch verringern sich der Lernstress und die Müdigkeit. Die Möglichkeiten hierzu sind unbegrenzt.

Erste Hilfe bei Seminarkrisen

> *»Krise ist ein produktiver Zustand.*
> *Man muss ihm nur den Beigeschmack der Katastrophe nehmen.«*
>
> Max Frisch (1911–1991)

Jede Gruppe entfaltet unabhängig von der Seminarlänge ihre Eigendynamik und kann Sie als Kursgestalter mitunter vor schier unlösbare Aufgaben stellen: Konflikte zwischen den Teilnehmern brechen aus, es bilden sich Lager, die Teilnehmer verweigern die Mitarbeit, Teilnehmer reden dauernd und ununterbrochen, Teilnehmer versuchen dem Kursgestalter ständig zu zeigen, dass sie mehr können oder wissen als der Kursgestalter selbst, Teilnehmer geben schlechte Rückmeldungen, Teilnehmer schlafen ein, hören Musik, lesen Zeitung oder spielen mit ihren Handies usw.

Vielleicht haben Sie selbst schon einmal eine solche oder eine andere Seminarkrise erlebt. All diese Situationen haben eines gemeinsam: Immer ist die Arbeitsfähigkeit gestört. Entweder beeinträchtigt die Störung die Arbeitsfähigkeit des Kursgestalters oder jene einzelner Teilnehmer oder sogar die Arbeitsfähigkeit der gesamten Gruppe. Versuchen Sie als Kursgestalter, die Krise, oder besser die Störung, möglichst früh zu erkennen. Aber vermeiden Sie es, als Sieger oder Held herauszukommen. Nehmen Sie die Situation vielmehr etwas genauer unter die Lupe, um die Arbeitsfähigkeit aller wieder herzustellen.

Bernd Weidenmann stellt in seinem Buch »Erfolgreiche Kurse und Seminare« (2007, S. 195) einen aus 12 Impulsfragen bestehenden Krisenhelfer vor. Klären Sie vor allem die folgenden vier Fragen für sich und evtl. mit der Gruppe:

- Wessen Arbeitsfähigkeit ist gestört?
- Wie sehen und erleben die Beteiligten das Problem?
- Zu welchem Zeitpunkt soll gehandelt werden?
- Was möchten die Beteiligten anders haben?

Weidenmann wirft allerdings nicht nur Impulsfragen auf, sondern gibt noch drei Anregungen als Wegweiser, die wir an dieser Stelle gerne weiterreichen (S. 202–204):

Tipp 1: Seien Sie klar!
»Gerade in Krisen steigert es die Verwirrung, wenn man mehrdeutig oder widersprüchlich reagiert. Unklar ist, wer auf ein wiederkehrendes Ereignis unberechenbar einmal so reagiert, einmal anders. Unklar ist, wer droht und beim nächsten Mal nachgiebig reagiert. Unklar ist, wer die Teilnehmer nach Vorschlägen fragt, aber weitermacht, als sei nichts geschehen.«

Tipp 2: Seien Sie tolerant!
»Nicht wenige schwierige Situationen sind nur deshalb schwierig, weil es Leiterinnen und Leitern schwerfällt, ein Mindestmaß an Toleranz und Souveränität aufzubringen. Vielfach sind es Kleinigkeiten, die reglementiert werden und so erst zum Problem werden. Leitlinie ist in allen Fällen das Kriterium der Arbeitsfähigkeit. Die Toleranz hat ihre Grenzen, wo sie der Arbeitsfähigkeit schadet.«

Tipp 3: Seien Sie erwachsen!
»Eine der wesentlichen Aufgaben besteht darin, mit Erwachsenen zu arbeiten und diese zu stärken. Dies gelingt nicht, wenn man als Leiter bemuttert, bevormundet, sich kleinmacht oder alles auf die leichte Schulter nimmt. Versuchen Sie stattdessen, realitätsangemessen, kooperativ und konstruktiv zu handeln.«

Ausbildungsvorschriften und Richtlinien in der Ersthelferausbildung

Wie bereits erwähnt, muss jeder Führerscheinbewerber laut Straßenverkehrsgesetz (StVG) die »Grundzüge der Versorgung Unfallverletzter im Straßenverkehr« (StVG, § 2 Absatz 2, Satz 6) beherrschen oder Erste Hilfe leisten können.

Die Verordnung über die Zulassung von Personen zum Straßenverkehr regelt die Verpflichtung zum Kursbesuch. Hierin wird je nach Führerscheinklasse der Nachweis über den Besuch eines Kurses in Lebensrettenden Sofortmaßnahmen am Unfallort oder Erster Hilfe gefordert (vgl. Fahrerlaubnisverordnung FeV § 19, Absatz 1, 2). Zum Ziel dieser Kurse heißt es darin: »Die Unterweisung soll dem Antragsteller durch theoretischen Unterricht und durch praktische Übungen die Grundzüge der Erstversorgung von Unfallverletzten im Straßenverkehr vermitteln, ihn insbesondere mit der Rettung und Lagerung von Unfallverletzten sowie mit anderen lebensrettenden Sofortmaßnahmen vertraut machen« (ebd.).

Parallel zum Bereich der Führerscheinbewerber gibt es auch im betrieblichen Umfeld eine Vorgabe zur Ersthelferausbildung. Das übergeordnete Ziel der betrieblichen Ersthelferausbildung ist eine Grundausbildung, die den Ersthelfer in die Lage versetzt, in der Regel bei allen im Betrieb vorkommenden arbeitsbedingten Verletzungen die notwendigen vorläufigen Maßnahmen zu ergreifen (vgl. Gatz 1999). Ziel ist es, dem Laien Kenntnisse und Fertigkeiten so zu vermitteln, dass er die nötige Sicherheit für den Ernstfall, insbesondere für die Durchführung der lebensrettenden Maßnahmen bekommt.

Neben diesen verpflichtenden Angeboten gibt es Erste-Hilfe-Kurse, die weder inhaltlich noch zeitlich an vorgegebene Richtlinien seitens des Gesetzgebers gebunden sind. Somit kann man das allgemeine Kursangebot der Ersthelferausbildung folgendermaßen differenzieren:

- **Grundausbildung Erste Hilfe (EH) und Lebensrettende Sofortmaßnahmen (LSM)**
  Führerscheinbewerber benötigen in Deutschland je nach Führerscheinklasse entweder einen Erste-Hilfe-Lehrgang (16 UE) oder einen Kurs in Lebensrettenden Sofortmaßnahmen

(8 UE), dessen Teilnahme durch eine behördlich anerkannte Stelle attestiert werden muss. Die Teilnehmer sollen in diesen Seminaren die Grundversorgung von Unfallverletzten mit Schwerpunkt Haushalt, Betrieb, Schule und Freizeit (EH) bzw. die Grundversorgung von Unfallverletzten mit Schwerpunkt im Straßenverkehr (LSM) erlernen.

- **Erste Hilfe Fortbildung nach BG Richtlinien**
  5 % bzw. 10 % aller Mitarbeiter in Betrieben müssen gemäß Unfallverhütungsvorschriften der Berufsgenossenschaften (BG) regelmäßig, d.h. alle zwei Jahre, in Erster Hilfe aus- und fortgebildet werden. Die Teilnehmer sollen im praktischen Training (Erste-Hilfe-Training, 8 UE) bzw. in der Grundausbildung (Erste Hilfe, 16 UE) verlorenes Wissen der Ersten Hilfe erneuern und ergänzen.

- **Erste Hilfe zielgruppenspezifisch**
  Neben den verpflichtenden Angeboten gibt es Erste-Hilfe-Kurse, die weder inhaltlich noch zeitlich an vorgegebene Richtlinien seitens des Gesetzgebers gebunden sind. Es handelt sich dabei um freiwillige, offene und im besten Fall zielgruppenspezifisch ausgerichtete Seminare, wie beispielsweise Kindernotfallseminare für Eltern oder Erste-Hilfe-Kurse für Lehrer, Erzieher oder Sportler usw.

Auszug aus den Richtlinien im Sinne § 68 FeV des Straßenverkehrsgesetzes vom 18.03.1991 für die Seminare in »Lebensrettende Sofortmaßnahmen am Unfallort« gem. § 19 FeV

Abschnitt II Ziffer 1.1.1, Unterrichtsstoff
- Abnehmen des Helms,
- allgemeines Verhalten bei Notfällen,
- Auffinden einer Person,
- Atemstillstand, Störungen der Atmung
- bedrohliche Blutungen, Erste Hilfe bei bedrohlichen Blutungen, Schock,
- Bewusstsein, Bewusstlosigkeit, Störungen des Bewusstseins, Stabile Seitenlage,
- Definition »Notfall«,
- Erkennen lebensbedrohlicher Störungen, Maßnahmen zur Feststellung der vitalen Funktionen,
- grundsätzliche Anforderungen,
- Herz-Kreislauf-Stillstand und seine Ursachen,
- Herz-Lungen-Wiederbelebung: Ein-Helfer-Methode,
- Notwendigkeit, Verpflichtung zur Hilfeleistung,
- Retten aus dem Gefahrenbereich,
- Rettungskette, Notruf.

Abschnitt II Ziffer 1.1.2, Vermittlung des Unterrichtsstoffs
- Bei einer Teilnehmerzahl über 10 Personen soll und bei über 15 Personen muss neben dem Ausbilder in jedem Lehrgang ein Ausbildungshelfer für die praktischen Übungen zur Herz-Lungen-Wiederbelebung zur Verfügung stehen.

Abschnitt II Ziffer 1.1.3, Dauer des Unterweisungslehrgangs
- Der Lehrgang muss mindestens vier Doppelstunden dauern (dies entspricht sechs Zeitstunden).

Abschnitt II Ziffer 4.1, Lehrmittel und Medien
- Warndreieck, Warnblinkleuchte, Taschenlampe,
- Verbandkasten nach DIN 13164 und weiteres Erste-Hilfe-Material,
- zwei Übungsgeräte für die Durchführung der Herz-Lungen-Wiederbelebung (ein Gerät für jeweils 10 Personen),
- AED-Demonstrations-/-Trainingsgerät (1 je Lehrgang),
- Tafel, Tageslichtprojektor, Lehrfolien,
- Schutzhelm für Zweiradfahrer, Kopfschnittmodell,
- Decken, Teilnehmerbroschüre über den behandelten Unterrichtsstoff,
- Ausbildungsleitfaden, dem neuesten Stand entsprechend.

Auszug aus den BG-Richtlinien BGG 948 für die Aus- und Fortbildungen in der Ersten Hilfe vom Juni 2003 gemäß Unfallverhütungsvorschrift Erste Hilfe (BGV A5)

Ziffer 2.3, Sachliche Voraussetzungen
- Es müssen die notwendigen Unterrichtsmittel, insbesondere Demonstrations- und Übungsmaterialien sowie geeignete Medien wie Tageslichtprojektor und Lehrfolien vollzählig und funktionstüchtig zur Verfügung stehen.

- Das Demonstrations- und Übungsmaterial, insbesondere die Geräte zum Üben der Atemspende und der Herz-Druck-Massage, unterliegen besonderen Anforderungen der Hygiene und müssen nachweislich desinfiziert werden.

Es müssen mindestens folgende Demonstrations- und Übungsmaterialien vorhanden sein:

- Verbandkasten nach DIN 13 15 7,
- Decke,
- Übungsgeräte zur Herz-Lungen-Wiederbelebung (2 je Lehrgang),
- auswechselbare Gesichtsmasken (1 je Teilnehmer),
- AED-Demonstrations-/-Trainingsgerät (1 je Lehrgang),
- Schutzhelm für Motorradfahrer,
- Rettungsdecke,
- Schere nach DIN 58279-B 190,
- Verbandtuch nach DIN 13152-A,
- Dreiecktuch (1 je Teilnehmer),
- Verbandpäckchen nach DIN 13151-M (1 je Teilnehmer),
- Wundauflage-Kompresse (1 je Teilnehmer),
- Wundschnellverband nach DIN 13019 (1 je Teilnehmer),
- Einmal-Handschuhe nach DIN EN 455-1/455-2 (1 Paar je Teilnehmer),
- Fixierbinde nach DIN 61634-FB 6 (1 je Teilnehmer).

Ziffer 2.4, Organisatorische Voraussetzungen
Ziffer 2.4.1, Anzahl der Teilnehmer

- An einem Lehrgang sollen in der Regel mindestens 10 und nicht mehr als 15 Personen teilnehmen. Die Teilnehmerzahl darf jedoch, auch bei Anwesenheit eines Ausbildungshelfers, 20 Personen nicht übersteigen.

Ziffer 2.4.3, Inhalt und Umfang der Lehrgänge

- Der Ausbildungslehrgang (Anmerkung: EH-Kurs) umfasst mindestens 16 Lehreinheiten, die Fortbildung (Anmerkung: EH-Training) mindestens 8 Lehreinheiten, wobei eine Lehreinheit 45 Minuten dauert.

Anhang 3, Ausbildung von betrieblichen Ersthelfern, Unterrichtsinhalte EH-Kurs (16 UE)

- allgemeine Verhaltensweisen bei Unfällen, Notfällen, Rettung,
- Kontaktaufnahme, Prüfen der Vitalfunktion,
- Störungen des Bewusstseins,
- Störungen von Atmung und Kreislauf,
- Knochenbrüche, Gelenkverletzungen,
- Bauchverletzungen,
- Wunden, bedrohliche Blutungen,
- Schock,
- Verbrennungen, thermische Schäden,
- Vergiftungen, Verätzungen.

Anhang 4, Fortbildung von betrieblichen Ersthelfern, Unterrichtsinhalte EH-Training (8 UE)

- allgemeine Verhaltensweisen bei Unfällen, Notfällen, Rettung,
- der vital bedrohte Mensch (3 UE):
  - Prüfen der Vitalfunktionen,
  - Störungen des Bewusstseins,
  - Störungen von Atmung und Kreislauf,
- Fallbeispiele, Rollenspiele (3 UE).

Medizinische Grundlagen für die Ersthelferausbildung

Allgemeine Verhaltensweisen bei Unfällen, Notfällen und Rettung

Lernziele:
Nach dieser Einheit können die Teilnehmer
- den Begriff »Notfall« unter besonderer Berücksichtigung der Bedeutung des Sauerstoffs für das menschliche Leben erläutern,
- die gesetzliche und moralische Verpflichtung zur Hilfeleistung erklären,
- die eigene Gefahrensituation in Notfallsituationen einschätzen und adäquate Maßnahmen zum Eigenschutz einleiten,
- die Rettungskette erklären,
- unterschiedliche Meldemittel erläutern und mit ihnen einen Notruf vollständig absetzen,
- die richtige Notrufnummer nennen,
- eine Unfallstelle adäquat absichern,
- Verunglückte aus Kraftfahrzeugen retten,
- Verunglückte aus einem Gefahrenbereich retten,
- einem liegenden Patienten eine Decke unterlegen sowie
- Maßnahmen zur psychischen Betreuung durchführen.

Praktische Inhalte:
- Rettungsgriff zum Bergen aus einem Kraftfahrzeug (AD*),
- Rettungsgriff am Boden (AD),
- Unterlegen einer Decke (TÜ),
- Maßnahmen zur psychischen Betreuung (TÜ).

* AD (Ausbilderdemonstration): Die Maßnahme wird vom Trainer demonstriert, erläutert und ggf. von einzelnen Teilnehmern geübt.
TÜ (Teilnehmerübung): Die Maßnahme wird vom Trainer demonstriert, erläutert und von allen Teilnehmern bis zur sicheren Beherrschung geübt. Die Maßnahmen sollen grundsätzlich in ihrem Gesamtablauf sowie unter Berücksichtigung der psychischen Betreuung des Patienten geübt werden.

Die Rettungskette

Die Versorgung der Verletzten vom Unfallgeschehen bis hin zum Krankenhaus wird in einem aktuellen Modell als viergliedriges Kettensystem dargestellt:
- Lebensrettende Sofortmaßnahmen am Unfallort,
- Erste Hilfe,
- Rettungsdienst/Transport,
- ärztliche Versorgung.

Entscheidend für die Darstellungsform der Rettungs*kette* sind zwei Aspekte:
- Die Versorgung findet lückenlos statt.
- Die Maßnahmen greifen ineinander und sind direkt voneinander abhängig.

Da es im Notfall bis zum Eintreffen des Rettungsdienstes einige Minuten dauert, kommt dem Ersthelfer in dieser Phase eine exklusive Rolle zu, die die ersten zwei Glieder der Rettungskette beinhaltet. Die Notwendigkeit zur Hilfeleistung in den ersten Minuten ist anhand der Kettenstruktur gut zu veranschaulichen. Nur so kann die Weiterversorgung durch Rettungsdienstpersonal und Ärzte Erfolg versprechend sein.

Lebensrettende Sofortmaßnahmen am Unfallort:
- Absichern der Unfallstelle,
- Retten aus dem Gefahrenbereich,
- Kontaktaufnahme mit dem/den Verletzten,
- Absetzen des Notrufs.

Im Rahmen der Ersten Hilfe werden Verletzte sachgerecht gelagert, kleinere Wunden versorgt und der Patient psychisch betreut. Die Erste Hilfe als zweites Glied der Kette beinhaltet also je nach medizinischer Indikation:
- Wiederbelebung,
- Stillen lebensbedrohlicher Blutungen,
- stabile Seitenlage bei Bewusstlosigkeit,
- Schockbekämpfung
- und die weitere Betreuung der Verletzten bis zum Eintreffen des Rettungsdienstes, soweit dies dem Ersthelfer möglich ist.

Der Notruf muss einerseits so schnell wie möglich abgesetzt werden, andererseits sollten die Hilfeleistungen am Unfallort dadurch nicht unterbrochen werden. Ist nur ein Helfer vor Ort, muss die Rettungskette insofern modifiziert werden, als dass es heißt: »Phone first!« – also: zuerst den Notruf absetzen!

Rechtliche Grundlagen

Wenn die Gesundheit bedroht ist, werden bei jedem Menschen existenzielle Ängste wach. Man hofft, von schweren Erkrankungen, Notfällen oder Unfällen verschont zu bleiben. Allerdings kann jeder in eine Notsituation geraten. Wer sachgerechte Hilfe erwartet, sollte aber auch bereit sein, zu helfen, wenn es andere trifft. Dies ist nicht nur eine zwischenmenschliche Verpflichtung, sondern auch im Strafgesetzbuch (StGB) durch § 323c geregelt.

§ 323c StGB
»*Wer bei Unglücksfällen oder gemeiner Gefahr oder Not nicht Hilfe leistet, obwohl dies erforderlich und ihm den Umständen nach zuzumuten, insbesondere ohne erhebliche eigene Gefahr und ohne Verletzung anderer wichtiger Pflichten möglich ist, wird mit Freiheitsstrafe bis zu einem Jahr oder mit Geldstrafe bestraft.*«

§ 34StVO
»*... nach einem Unfall hat jeder Beteiligte sofort zu halten, sich über die Unfallfolgen zu vergewissern, den Verkehr zu sichern und Verletzten zu helfen.*«

Viele Menschen bringen Erste Hilfe mit Unfällen im Straßenverkehr in Verbindung, die irgendwo passieren können. Dass Notfälle oft im unmittelbaren Lebensumfeld geschehen und dass nahestehende Menschen unsere Hilfe brauchen, wird nur allzu leicht vergessen.

Den Teilnehmern soll weiterhin deutlich werden, dass auch in nicht direkt lebensbedrohlichen Situationen Erste Hilfe benötigt werden kann, wie z.B. bei Verletzungen im Haushalt, bei Sportverletzungen oder bei Arbeitsunfällen.

Häufig ergibt sich im Seminar die Frage, was bei falscher Hilfeleistung passiert. Hier kann darauf verwiesen werden, dass nur dann mit einer Bestrafung zu rechnen ist, wenn die Schädigung grob fahrlässig oder vorsätzlich herbeigeführt worden ist (§ 680 BGB). Grob fahrlässig handelt, wer »... nicht das beachtet, was im gegebenen Fall jedem Menschen einleuchten müsste und einfachste, ganz naheliegende Überlegungen nicht angestellt hat« (Kommentar zu § 277 BGB).

Die Teilnehmer sollen animiert werden, jede Möglichkeit der Hilfeleistung wahrzunehmen, um auch die letzte Rettungschance zu nutzen. Die Folgen einer nicht erfolgten Hilfeleistung sind in der Regel immer schwerwiegender als die spontane und schnelle Hilfe eines Laien.

Unfälle im Straßenverkehr / Absichern der Unfallstelle

Gerade im Straßenverkehr müssen Helfer sowohl auf die eigene als auch auf die Sicherheit aller Beteiligten achten, seien es die Verletzten oder der nachfolgende Verkehr. Daher ist das Absichern der Unfallstelle die erste Maßnahme, die vom Ersthelfer durchzuführen ist.

Es wird folgendes Vorgehen empfohlen:

- Schalten Sie das Warnblinklicht an, sobald Sie die Unfallstelle erkennen und bremsen Sie stotternd ab. Dadurch warnen Sie die nachfolgenden Verkehrsteilnehmer.
- Fahren Sie langsam an die Unfallstelle heran und stellen Sie das Fahrzeug mit einem Sicherheitsabstand von etwa 10 – 15 Metern vor der Unfallstelle am rechten Straßenrand ab. Nachts können Sie die Unfallstelle mithilfe Ihres Abblendlichts ausleuchten.
- Nehmen Sie Ihr Warndreieck aus dem Fahrzeug, bauen es noch am Fahrzeug auf und gehen dem Verkehr mit hochgehaltenem Warndreieck entgegen.
- Stellen Sie das Warndreieck in angemessenem Abstand gut sichtbar am rechten Fahrbahnrand ab:
ca. 200 m auf Autobahnen,
ca. 100 m auf Landstraßen,
ca. 50 m innerhalb von Ortschaften.
- An unübersichtlichen Stellen, wie etwa Kurven oder Bergkuppen, sollte der Abstand entsprechend größer sein.
- Nachfolgende Fahrzeuge können Sie mit Handzeichen oder einer Taschenlampe warnen.
- Wenn Sie eine Warnblinkleuchte haben, stellen Sie diese zusätzlich zwischen dem Unfallort und dem Warndreieck am Fahrbahnrand auf.
- Um je nach Unfallsituation auch den Gegenverkehr zu warnen, können Sie weitere Verkehrsteilnehmer zur Mithilfe auffordern. Verteilen Sie dabei konkrete Aufgaben.

Nicht nur bei Verkehrsunfällen ist das Absichern wichtig. Auch in Betrieben oder auf Skipisten ist auf die Sicherheit der Beteiligten zu achten!

Unfälle im Straßenverkehr / Retten aus Gefahr
Grundsätzlich sollte ein Ersthelfer verletzte Personen nicht verlagern. Dennoch gibt es Situationen, in denen eine schnelle Rettung der Verletzten aus akuten Gefahrensituationen unvermeidlich ist.

Bei Verkehrsunfällen kann beispielsweise die Fahrbahn eine solche Gefahrensituation darstellen, da

- ▶ der nachfolgende Verkehr trotz Absicherung die Unfallstelle zu spät bemerken kann,
- ▶ Gefahrengut oder auslaufendes Benzin die Sicherheit gefährden oder
- ▶ Behandlungsmöglichkeiten in lebensbedrohlichen Zuständen eingeschränkt sein können.

Der Rautek-Rettungsgriff bietet auch schwächeren Personen die Möglichkeit, verletzte Person zu bewegen.

Wenn der Verletzte über Schmerzen im Brustbereich oder Atembeschwerden klagt, sollte der Rautek-Rettungsgriff durch zwei Helfer erfolgen, die den Verletzten an den Achselhöhlen greifend nach hinten ziehen.

Kann eine verletzte Person nach einem Unfall das Fahrzeug nicht mehr selbstständig verlassen, muss sie aus dem Wagen gerettet werden. Aber Vorsicht: Die Füße des Verletzten können beim Herausziehen an der Türschwelle hängenbleiben oder auf die Fahrbahn aufschlagen. Ein zweiter Helfer sollte unterstützend eingreifen, indem er die Füße hält.

Hilfsautomatismus »Überblick gewinnen – Mithelfer aktivieren – Absichern – Rettung – Notruf – Einzelmaßnahmen«
Jeder Notfall bedeutet für den Ersthelfer Stress in mehrfacher Hinsicht. Da man einem Notfall fast ausnahmslos plötzlich, unerwartet und vor allem unvorbereitet gegenübersteht, versetzt einen allein diese »fremde und bedrohliche« Situation in einen Stresszustand. Sind Bekannte, Freunde oder gar enge Familienmitglieder von dem Notfall betroffen, erhöht sich der Stressfaktor um ein Vielfaches, da der emotionale Bezug zum Verletzten sehr viel enger ist.

Im Straßenverkehr kommen möglicherweise Schnee, Glatteis, Hitze, Kälte, Nässe, Dunkelheit oder der Anblick von Autowracks als Stress fördernde Faktoren hinzu. Blut, Erbrochenes, Schmerzensschreie oder äußerlich sichtbare Verletzungen steigern die Unbehaglichkeit des Ersthelfers. Die bevorstehenden Aufgabenbelastungen steuern ihr Übriges zur Komplexität eines Notfalls bei.

Hilfsautomatismus

Überblick gewinnen
Atmen Sie erst einmal ganz bewusst kurz und tief durch und überlegen Sie dann, was überhaupt geschehen ist.

Mithelfer aktivieren
Schauen Sie sich um, ob andere Menschen in der Nähe sind, die Sie gezielt ansprechen und um Mithilfe bitten können.

Absichern und Retten
Im Mittelpunkt jeder Hilfeleistung steht der Schutz und die Sicherheit der eigenen Person und der Verletzten.

Notruf absetzen
Phone first: Setzen Sie so schnell wie möglich den Notruf ab, um professionelle Hilfe anzufordern.

Einzelmaßnahmen
Versuchen Sie, dem Verletzten nach bestem Wissen zu helfen. Denken Sie daran, dass Sie nur die erste Hilfe sind. Häufig reicht ein beruhigendes Zureden bereits aus.

Abb. 2 ▶ Hilfsautomatismus

Aus diesen Gründen ist es wichtig, den Seminarteilnehmern einen Hilfsautomatismus an die Hand zu geben, der es ihnen ermöglicht, im Notfall einen Einstieg in die Erste-Hilfe-Maßnahmen zu finden und somit die erste Unsicherheit etwas einzudämmen. Die Aufgabe des Ersthelfers besteht lediglich darin, die Zeit bis zum Eintreffen des Rettungsdienstpersonals zu überbrücken. Häufig reicht dazu ein beruhigendes Zureden bereits aus.

Auf der Basis dieses Automatismus bauen alle weiteren Maßnahmen, wie beispielsweise das Stillen von Blutungen oder die Durchführung der Helmabnahme auf.

Der Notruf
Da ein Laie immer nur erste Hilfsmaßnahmen einleiten kann, ist es eine seiner wichtigsten Aufgaben, möglichst schnell ausgebildetes Hilfspersonal zu alarmieren. Am besten ist es, wenn der Helfer selbst am Unfallort bleiben kann, während andere Personen den Notruf absetzen.

Dies ist mithilfe unterschiedlicher Meldemittel möglich:

- ▶ Über das Telefon unter den Notrufnummern 112 oder 110. Diese Telefonnummern werden im Telefonnetz vorrangig geschaltet und sind selbst bei einer Überlastung des Netzes frei. Da sie über eine eigene Energieversorgung verfügen, sind sie auch bei Stromausfall benutzbar.

- Für das Absetzen des Notrufs mithilfe eines Mobiltelefons gilt grundsätzlich das Gleiche. Eine gültige Netzkarte ist für die Nummern 110 und 112 ebenso wenig erforderlich wie das Wählen einer Vorwahl.
- Die Telefonnotrufnummer 112 ist europaweit gültig.
- Von öffentlichen Telefonzellen aus ist der Notruf jederzeit gebührenfrei (ohne Kleingeld oder Telefonkarte) möglich.
- Notrufsäulen stehen an Autobahnen und vielen Landstraßen in einer Entfernung von 2 – 4 km. Auf den weißen Leitpfosten am Straßenrand befinden sich kleine schwarze Pfeile, die in Richtung der nächstgelegenen Notrufsäule zeigen.

Das allgemein übliche Schema des Notrufs besteht aus vier Fragen und einer Aufforderung, den sogenannten »5 Ws«.

Absetzen des Notrufs (Telefon 112)
WAS ist passiert? Handelt es sich z.B. um einen Verkehrsunfall, eine Erkrankung, ein Feuer, eine Schlägerei oder, oder, oder?
WO ist der Notfall passiert? Möglichst exakte Ortsangabe (z.B. Straße, Hausnummer, Etage, Name auf dem Klingelschild, Fahrtrichtung auf der Autobahn o.Ä.).
WIE VIELE Verletzte oder Erkrankte gibt es? Die Angaben sind deshalb wichtig, damit genügend Rettungsdienstpersonal eingesetzt wird.
WELCHE Verletzungen sind zu erkennen? Sind Personen in lebensbedrohlichem Zustand? Sind Verletzte im Fahrzeug eingeklemmt?
WARTEN AUF RÜCKFRAGEN! Das Warten auf evtl. Rückfragen ist besonders wichtig, da womöglich nicht alle Meldungen eindeutig verstanden wurden oder aber etwas Wesentliches vergessen wurde!

Abb. 3 ▶ Absetzen eines Notrufs

Zur Bedeutung der Psychischen Ersten Hilfe

Ein Ersthelfer wird im Normalfall eher selten auf schwere Unfälle treffen, bei denen das Leben eines Patienten von seinem sofortigen Handeln abhängt. Wesentlich häufiger kommt es vor, dass der Verletzte nach einem Unfall (sei es im Straßenverkehr, beim Sport oder im Haushalt)

- unter Schock steht,
- sich machtlos oder verunsichert fühlt
- und Angst um seine Gesundheit oder gar um sein Leben hat.

In solchen Situationen kann es zu Reaktionen kommen, die für Erwachsene ungewöhnlich scheinen, wie etwa Weinen, Fluchtversuche oder ein allgemein eher kindliches Verhalten. Auch zitternde Knie, Schweißausbrüche oder Brechreiz können der Situation entsprechend völlig normale Reaktionen sein.

Dementsprechend gilt es für den Ersthelfer, Ruhe zu bewahren. Die ausgestrahlte Ruhe und Sicherheit wird sich schnell auf den Patienten übertragen, der sich in kompetenten Händen und gut behandelt fühlt.

Von Frank Lasogga und Bernd Gasch stammt die sogenannte »4-S-Regel«:

- »*Sage, dass Du da bist und was geschieht!*
  Der Verletzte soll spüren, dass er in seiner Situation nicht allein ist. Gehen Sie zu dem Betroffenen und stehen Sie nicht herum. Schon der Satz »Ich bleibe bei Ihnen, bis der Krankenwagen kommt« wirkt entlastend und beruhigend. Der Patient sollte auch über vorgenommene Maßnahmen informiert werden (z.B.: »Der Krankenwagen ist unterwegs.«).
- *Schirme den Verletzten vor Zuschauern ab!*
  Neugierige Blicke sind für einen Verletzten immer unangenehm. Weisen Sie Schaulustige freundlich, aber bestimmt zurück (...). Wenn Zuschauer stören, weil sie unnötige Ratschläge geben oder von eigenen Erlebnissen berichten, geben Sie ihnen eine Aufgabe. Sagen Sie z.B.: »Schauen Sie, ob die Unfallstelle abgesichert ist!«, »Fahren Sie bitte zum Ortseingang und weisen den Rettungswagen ein!«, »Halten Sie bitte die Zuschauer auf Distanz und sorgen Sie für Ruhe!«
- *Suche vorsichtigen Körperkontakt!*
  Leichter körperlicher Kontakt wird von

Verletzten als angenehm und beruhigend empfunden. Halten Sie deshalb die Hand oder die Schulter des Betroffenen. Berührungen am Kopf oder anderen Körperteilen sind hingegen nicht zu empfehlen. Begeben Sie sich auf die gleiche Höhe wie der Verletzte (...). Wenn der Verletzte durch Kleidungsstücke eingeengt wird, friert, unbequem liegt oder Kleidungsstücke zerrissen sind, sollte man dies beheben (...).

- *Sprich und höre zu!*
  Sprechen kann für den Verletzten wohltuend sein. Wenn der Betroffene redet, hören Sie geduldig zu. Sprechen Sie auch von sich aus möglichst in ruhigem Tonfall – selbst zu Bewusstlosen! Vermeiden Sie Vorwürfe. Fragen Sie den Verletzten: »Kann ich etwas für Sie tun?« (...) Sollten Sie Mitleid verspüren, scheuen Sie sich nicht, es zu zeigen.«
  (Lasogga, Gasch 2006, S. 103f.)

Psychische Erste Hilfe heißt auf keinen Fall,

- dem Verletzten Vorwürfe zu machen,
- furchterregende Diagnosen zu stellen, Übertreibungen oder Zynismus an den Tag zu legen,
- Hektik durch blinden Aktionismus am Unfallort zu verbreiten,
- Unsicherheit oder
- abgestumpftes Verhalten gegenüber dem Verletzten anstatt Anteilnahme zu zeigen.

Die psychische Betreuung von Kindern

Die Reaktionen von Kindern in Notfallsituationen sind unberechenbar. Abhängig vom Bewusstseinszustand, den Schmerzen und dem Alter kann mit mehr oder weniger Hysterie gerechnet werden.

In der Regel weinen Kinder in Notsituationen, egal ob sie Schmerzen oder Angst haben. Zusätzlich zu den Regeln, die zur psychischen Betreuung Erwachsener zu beachten sind, gibt es Besonderheiten im Umgang mit Kindern:

- Als Beistand eignen sich Stofftiere ganz besonders. Vielleicht überlegen Sie sich, ein solches Trostpflaster ins Auto zu legen. Allerdings kann auch schon ein aufgeblasener und bemalter Einmalhandschuh den Zweck erfüllen.
- Die Anzahl der Personen am Unfallort sollte so klein wie möglich gehalten werden. Außerdem sind Personenwechsel möglichst zu vermeiden, sodass das Kind einen festen Bezug hat. Diese Rolle können idealerweise auch die Eltern übernehmen, sofern sie nicht selbst zu aufgeregt sind.
- Eine freundliche, ruhige Stimme und ein Lächeln oder eine kleine Geschichte können Wunder wirken. Nehmen Sie das Kind in seiner Persönlichkeit ernst! Beachten Sie aber auch, dass Kinder während ihrer Entwicklung Phasen durchlaufen, die vom starken Erleben ihrer Phantasie begleitet werden. Kinder können Ihnen beispielsweise über Bauchschmerzen berichten, obwohl der wirkliche Schmerz womöglich woanders sitzt. Vorsichtig sollten Sie auch hinsichtlich Mengenangaben sein (z.B. der Anzahl geschluckter Tabletten usw.).

Kontaktaufnahme / Prüfen der Vitalfunktionen / Notfall-Definition

Lernziele:
Nach dieser Einheit können die Teilnehmer

- grundsätzliche Maßnahmen in Notfallsituationen nach anerkannten und geltenden Regeln systematisch anwenden,
- das Bewusstsein eines Betroffenen kontrollieren und hinsichtlich lebensbedrohlicher Situationen beurteilen,
- die Atmung des Betroffenen prüfen und hinsichtlich lebensbedrohlicher Situationen beurteilen,
- den Kreislauf kontrollieren und/oder sonstige Lebenszeichen hinsichtlich lebensbedrohlicher Situationen beurteilen,
- Verletzte sachgerecht betreuen.

Praktische Inhalte*:

- Feststellen des Bewusstseins (TÜ*),
- Feststellen der Atemfunktion (TÜ),
- Feststellen der Kreislauffunktion bzw. von Lebenszeichen (TÜ)

* TÜ (Teilnehmerübung): Die Maßnahme wird vom Trainer demonstriert, erläutert und von allen Teilnehmern bis zur sicheren Beherrschung geübt. Die Maßnahmen sollen grundsätzlich in ihrem Gesamtablauf sowie unter Berücksichtigung der psychischen Betreuung des Patienten geübt werden.

Das Leben jedes Menschen ist an ein ungestörtes Zusammenwirken aller Organe und Funktionssysteme gebunden. Dabei gibt es Körperfunktionen, die zum Überleben unbedingt erforderlich sind, die sogenannten Vitalfunktionen. Dazu zählen Bewusstsein, Atmung und die Herz-Kreislauf-Tätigkeit. Wenn eine oder mehrere dieser Funktionen in ihrem Zusammenspiel gestört sind, besteht akute Lebensgefahr, die es schnellstmöglich zu behandeln gilt.

Friedrich Wilhelm Ahnefeld definiert einen Notfall wie folgt: »Als Notfallpatient wird derjenige Patient bezeichnet, bei dem es infolge eines Traumas (einer Verletzung) oder einer lebensbedrohlichen akuten Erkrankung zu einer Störung der das Leben sichernden vitalen Funktionen – Atmung, Herz-Kreislauf – gekommen ist oder bei dem sich eine solche Störung als Folge eines akuten Ereignisses anbahnt oder auch nur zu befürchten ist« (zitiert nach Buchfelder, Buchfelder 1994, S. 2).

Bewusstsein
Unter Bewusstsein versteht man die Fähigkeit des Menschen, sich räumlich und zeitlich zu orientieren, auf Reize zu reagieren und auf Fragen zu antworten. Das Bewusstsein können Sie durch Ansehen, Ansprechen und Anfassen kontrollieren.

Atmung
Über die Atmung nimmt der menschliche Körper den lebensnotwendigen Sauerstoff auf. Gleichzeitig wird Kohlendioxid aus dem Körper ausgeschieden. Ein Erwachsener atmet ca. 15-mal pro Minute; die Atemfrequenz von Kindern ist je nach Lebensalter größer. Die Atemkontrolle erfolgt durch Beobachten des Brustkorbs und Fühlen der Atembewegung durch Auflegen der Hände auf Rippenbogen und Oberbauch.

Herz-Kreislauf-System
Das Herz, die Blutgefäße und das Blut bilden das Herz-Kreislauf-System. Das Herz, das sich etwa in der Mitte des Brustkorbs befindet, hält als Pumpe den Kreislauf aufrecht. Die Herzspitze liegt leicht nach links versetzt auf dem Zwerchfell auf. Durch die Herzklappen und das zyklische Zusammenziehen der Muskulatur wirkt das Herz wie eine Pumpe, die den Kreislauf aufrechterhält. Bei einer Größe, die etwa der der eigenen Faust entspricht, pumpt das Herz eines Erwachsenen mit durchschnittlich 60–80 Schlägen pro Minute etwa 5–7 Liter Blut durch den Körper.

Die Blutgefäße werden unterteilt in Arterien und Venen. Arterien führen vom Herzen weg und verzweigen sich im Körper in immer dünner werdende Verästelungen bis hin zu kleinsten Haargefäßen, den Kapillaren. Dort werden Sauerstoff und Nährstoffe an die Zellen abgegeben und im Gegenzug Stoffwechselprodukte aufgenommen. Die Kapillargefäße wiederum gehen in kleinste Venen über, die sich zum Herzen hin immer weiter vergrößern. In den Venen fließt das Blut zum Herzen zurück. Da der Druck in den Venen wesentlich geringer ist als in den Arterien, sorgen Venenklappen dafür, dass das Blut tatsächlich nur zum Herzen hin fließt.

Die Kreislauftätigkeit kann man entweder am Handgelenk oder an der Halsschlagader durch Ertasten des Pulses prüfen. Dabei muss man darauf achten, dass man nicht mit dem Daumen, sondern mit dem Zeige- und Mittelfinger den Puls ertastet. Außerdem sollte der Puls an der Halsschlagader auf beiden Seiten gefühlt werden – jedoch niemals gleichzeitig, sondern nacheinander! Da der Puls mitunter allerdings nur schwer zu ertasten ist, sollte der Verletzte besser auf allgemeine Lebenszeichen, wie etwa Reaktionen, Bauchbewegungen oder die Hautfärbung kontrolliert werden.

Das Blut besteht etwa zur einen Hälfte aus festen Bestandteilen (roten und weißen Blutkörperchen sowie Blutplättchen). Die andere Hälfte besteht aus flüssigem Blutplasma.

Das Blut erfüllt im menschlichen Organismus folgende Funktionen:

- ▶ Transportmittel für Sauerstoff, Nährstoffe, Kohlendioxid und Abfallprodukte,
- ▶ Wärmeregulator,
- ▶ Abwehr von eindringenden Krankheitserregern,
- ▶ Wundheilung durch die Blutgerinnung.

Bewusstseinsstörungen und Bewusstlosigkeit

Lernziele:
Nach dieser Einheit können die Teilnehmer

- ▶ die Gefahren bei Bewusstlosigkeit beurteilen,
- ▶ die stabile Seitenlage durchführen,
- ▶ bewusstlosen Motorradfahrern den Helm abnehmen,
- ▶ einen Schlaganfall erkennen und entsprechende Maßnahmen durchführen,

- hirnbedingte Krampfanfälle erkennen und entsprechende Maßnahmen durchführen.

Praktische Inhalte:
- stabile Seitenlage (TÜ*),
- Abnehmen des Helmes durch zwei Helfer (TÜ),
- besonderer Eigen- und Fremdschutz bei Krampfanfällen (AD).

* AD (Ausbilderdemonstration): Die Maßnahme wird vom Trainer demonstriert, erläutert und ggf. von einzelnen Teilnehmern geübt.
TÜ (Teilnehmerübung): Die Maßnahme wird vom Trainer demonstriert, erläutert und von allen Teilnehmern bis zur sicheren Beherrschung geübt. Die Maßnahmen sollen grundsätzlich in ihrem Gesamtablauf sowie unter Berücksichtigung der psychischen Betreuung des Patienten geübt werden.

Störungen des Bewusstseins

Ein Mensch, der bei Bewusstsein ist, kann in der Regel Außenreize über die Sinnesorgane aufnehmen und ist in der Lage, geordnete Bewegungsabläufe auszuführen. Bei Bewusstseinsstörungen leidet der Betroffene unter Kopfschmerzen, Übelkeit, Benommenheit und Erinnerungslücken. Kommt es zum vollständigen Aussetzen des Bewusstseins, spricht man vom Zustand der Bewusstlosigkeit.

Ursachen

- Gewalteinwirkungen auf den Kopf (z.B. durch einen Schlag oder Aufprall auf einen festen Gegenstand),
- Gefäßverschlüsse bzw. Gefäßverengungen im Gehirn (z.B. Schlaganfall),
- hirnbedingte Krampfanfälle (z.B. Epilepsie oder Fieberkrämpfe),
- Verletzungen und Erkrankungen mit Atem- und Kreislaufstörungen (z.B. Verletzungen im Brustkorb oder Herzinfarkt),
- Stoffwechselstörungen (z.B. der Nieren, der Leber oder des Blutzuckers),
- Vergiftungen (z.B. Tabletten, Alkohol, Lebensmittel etc.),
- extreme Witterungsbedingungen (z.B. Hitzschlag, Sonnenstich, Unterkühlung).

Die Ursachen sollten im Seminar nur punktuell angesprochen werden. Es ist wichtiger, dass die Teilnehmer die Gefahren und geeignete Maßnahmen kennenlernen.

Symptome

Dass ein Mensch bewusstlos ist, erkennt man daran, dass er weder ansprechbar ist noch auf Reize von außen reagiert. Außerdem ist die Muskulatur völlig erschlafft. Der Zustand ist vergleichbar mit einem Tiefschlaf, aus dem man nicht erweckt werden kann.

Gefahren

Die größte Gefahr der Bewusstlosigkeit besteht in der Verlegung der Atemwege.
- Aufgrund der erschlafften Muskulatur kann die Zunge durch Zurücksinken die Atemwege im Rachenraum verschließen.
- Erbrochenes, Blut, Speichel oder andere Fremdkörper können durch Anatmen (Aspiration) und durch den fehlenden Hustenreflex zum Ersticken führen.

Massnahmen

- Sofort Notruf absetzen!
- Atemwege kontrollieren (Mundhöhle säubern): Schauen Sie nach, ob sich im Mundraum Erbrochenes, Blut oder Fremdkörper befinden und entfernen Sie diese gegebenenfalls.
- Lebensrettender Handgriff (Überstrecken des Halses): Fassen Sie den Bewusstlosen an Kinn und Stirnansatz und beugen Sie den Kopf vorsichtig nach hinten, sodass der Hals überstreckt ist. Dadurch wird der Zungengrund angehoben und die oberen Atemwege sind freigelegt.
- Kontrolle allgemeiner Lebenszeichen (Bewegung, Atmung und Puls): Durch die Kontrolle allgemeiner Lebenszeichen erhalten Sie die Rückmeldung über den Erfolg der vorherigen Maßnahmen bzw. Aufschlüsse über das weitere Vorgehen.
- Weiterversorgung je nach Zustand des Verletzten (Seitenlage, Wiederbelebung).

Ablaufschema bei Bewusstlosigkeit

Erkennen der Bewusstlosigkeit durch Ansehen, Ansprechen, Anfassen: Sprechen Sie den Verletzten zunächst laut an. Durch Anfassen kann im Anschluss die Reaktionsfähigkeit geprüft werden.

- *Weiterversorgung durch die stabile Seitenlage*: Sofern ein bewusstloser Mensch noch atmet, darf er auf keinen Fall auf dem Rücken liegen bleiben, da er sonst ersticken würde. Für einen Verletzten in diesem Zustand ist es wichtig, dass Flüssigkeiten wie Blut oder Erbrochenes aus dem Mund abfließen können und die Zunge nicht die Atemwege verlegt. Eine geeignete Lagerungsform bietet die stabile Seitenlage. Aber auch in der stabilen Seitenlage müssen die allgemeinen Lebenszeichen regelmäßig kontrolliert werden. Außerdem sollte der Verletzte unbedingt zugedeckt werden, um die Eigenwärme zu erhalten.

Maßnahmen bei Bewusstseinsstörungen		
Bewusstsein	vorhanden ▶	trösten und beruhigen
allgemeine Lebenszeichen	vorhanden ▶	
Bewusstsein	nicht vorhanden ▶	stabile Seitenlage
allgemeine Lebenszeichen	vorhanden ▶	
Bewusstsein	nicht vorhanden ▶	Herz-Lungen-Wiederbelegung
allgemeine Lebenszeichen	nicht vorhanden ▶	

Abb. 4 ▶ Maßnahmen bei Bewusstlosigkeit

Helmabnahme

Es lässt sich nicht pauschal beantworten, ob es sinnvoll ist, wenn Ersthelfer bei einem Motorradfahrer den Helm abnehmen. Es gibt jedoch Situationen, in denen der Zustand des Verletzten keine andere Wahl lässt.

Dies ist der Fall, wenn

- der Motorradfahrer bewusstlos ist,
- die Vitalfunktionen beeinträchtigt sind (Atem- oder Kreislaufstillstand),
- Erstickungsgefahr besteht, da Blut, Erbrochenes oder sonstige Fremdkörper oder Flüssigkeiten aus dem Mund rinnen.

In diesen Fällen können die erforderlichen lebensrettenden Maßnahmen nur nach der Helmabnahme ergriffen werden.

In allen anderen Fällen bleiben die Entscheidung und auch die Abnahme des Helms den Betroffenen überlassen. Die Helmabnahme muss durch zwei Helfer erfolgen!

Hirnbedingte Krampfanfälle (Epilepsie)

Die Ursache von unkontrollierten Nervenimpulsen und unwillkürlichen Krampfanfällen liegt in einer Fehlfunktion im Gehirn begründet. Krampfanfälle können auf Körperregionen begrenzt sein oder aber den ganzen Körper betreffen.

Symptome

Während des Krampfanfalls:

- Häufig »Initialschrei«,
- Bewusstseinsverlust und etwa 30-sekündige Muskelverkrampfung,
- anschließend bis zu drei Minuten dauernde Zuckungen,
- Zungenbiss, Einnässen, Schaumbildung vor dem Mund.

Nach dem Krampfanfall:

- Zeitliche und örtliche Orientierungslosigkeit,
- Bewusstseinsstörungen bei sich normalisierender Atmung,
- Müdigkeit und Nachschlafphase.

Massnahmen

- Sofort Notruf absetzen!
- Den Betroffenen vor Eigenverletzungen schützen (Entfernen scharfkantiger Gegenstände aus der unmittelbaren Umgebung),
- krampfende Körperteile auf keinen Fall festhalten,
- nach der Krampfphase den bewusstlosen Patienten in die stabile Seitenlage bringen,
- ständige Kontrolle der allgemeinen Lebenszeichen und Freihalten der Atemwege.

Herz-Kreislauf-Störungen und Herz-Kreislauf-Stillstand

Lernziele:

Nach dieser Einheit können die Teilnehmer

- lebensrettende Maßnahmen bei Fremdkörperaspiration durchführen,
- Atemstörungen erkennen und entsprechende Maßnahmen durchführen,
- Unfälle durch elektrischen Strom erkennen und entsprechende Maßnahmen durchführen,
- Herzinfarkt und Angina pectoris erkennen und entsprechende Maßnahmen durchführen,

- Atem- und Kreislaufstillstand sicher erkennen,
- Herz-Lungen-Wiederbelebung (Einhelfer- und Zweihelfermethode) durchführen.
- Funktionsweise der Defibrillation erläutern sowie deren Anwendungsgebiete und Gefahren einschätzen (seit 01.01.2011).
- Einen AED in den Ablauf der Wiederbelebung einbinden (seit 01.01.2011).

Praktische Inhalte*:
- Entfernen von Fremdkörpern (AD),
- Kontrolle von Bewusstsein, Atmung, Kreislauf und Lebenszeichen (TÜ),
- atemerleichternde Lagerungen (AD),
- Herz-Lungen-Wiederbelebung (TÜ),
- Atemspende Mund-zu-Mund und Mund-zu-Nase (TÜ),
- Herzdruckmassage (TÜ),
- Einbindung eines AED in den Ablauf der Wiederbelebung (AD) (seit 01.01.2011).

* AD (Ausbilderdemonstration): Die Maßnahme wird vom Trainer demonstriert, erläutert und ggf. von einzelnen Teilnehmern geübt.
* TÜ (Teilnehmerübung): Die Maßnahme wird vom Trainer demonstriert, erläutert und von allen Teilnehmern bis zur sicheren Beherrschung geübt. Die Maßnahmen sollen grundsätzlich in ihrem Gesamtablauf sowie unter Berücksichtigung der psychischen Betreuung des Patienten geübt werden.

Kann der Ersthelfer innerhalb kürzester Zeit (maximal zehn Sekunden) weder Atmung noch allgemeine Lebenszeichen erkennen, befindet sich der Verletzte in einer akut lebensbedrohlichen Situation. Innerhalb weniger Minuten treten im Gehirn bleibende Schäden auf, die bis hin zum Gehirntod führen. In kaum einer anderen Situation ist es so wichtig, dass der Ersthelfer ohne zeitliche Verzögerung mit den lebenserhaltenden Maßnahmen der Herz-Lungen-Wiederbelebung beginnt. Die Herz-Lungen-Wiederbelebung setzt sich zusammen aus der Atemspende und der Herzdruckmassage.

Atemspende

Setzt die Atmung aus, wird der Organismus nicht mehr mit dem notwendigen Sauerstoff versorgt. Diese Aufgabe übernimmt der Ersthelfer durch die Atemspende, die unverzüglich beginnen muss. Da beim Menschen ein hoher Anteil des eingeatmeten Sauerstoffs (21 %) wieder ausgeatmet wird (17 %), reicht die Ausatemluft aus, um den Verletzten durch die Atemspende mit genügend Sauerstoff zu versorgen.

Eine erfolgreiche Atemspende ist sowohl über die Nase des Verletzten als auch durch Mund-zu-Mund-Beatmung möglich.

Mund-zu-Nase-Beatmung

Der Kopf des Verletzten ist überstreckt. Mit einer Hand wird sein Mund geschlossen, damit die Luft nicht wieder entweichen kann (dabei kann der Daumen über den Lippenbereich gelegt werden). Die andere Hand liegt am Stirnansatz.

Nach einer nicht zu starken Einatmung wird die Nase des Verletzten mit dem weit geöffneten Mund großflächig umschlossen und die eigene Luft in die Atemwege des Betroffenen geatmet. Dabei ist darauf zu achten, dass keine Luft zur Seite entweicht.

Nach jeder Beatmung wird der eigene Kopf zur Seite gedreht, damit der Verletzte ausatmen kann. Außerdem kann man durch Beobachten des Brustbereichs die Ausatmung kontrollieren und gleichzeitig frische, sauerstoffreiche Luft wieder einatmen.

Mund-zu-Mund-Beatmung

Mit Daumen und Zeigefinger der einen Hand wird die Nase des Verletzten geschlossen. Die andere Hand fixiert das Kinn des Verletzten und überstreckt dessen Kopf. Anschließend wird der Mund des Verletzten mit dem weit geöffneten eigenen Mund umschlossen und beatmet. Das weitere Vorgehen entspricht dem der Mund-zu-Nase-Beatmung.

Die Mund-zu-Mund-Beatmung hat den Nachteil, dass die beatmete Luft womöglich nicht vollständig in die Luftröhre gelangt, sondern teilweise über die Speiseröhre in den Magen gerät. Dies kann zu einer Überblähung des Magens und somit zu der Gefahr des Erbrechens führen.

Sonderfälle

- *Beatmung von Kleinkindern und Säuglingen:* Kleinkinder und Säuglinge werden über Mund und Nase gleichzeitig beatmet. Ausschlaggebend ist hierbei die geringe Größe der Gesichtspartie. Der Kopf wird nur leicht in den Nacken überstreckt. Die Atemspende erfolgt sehr behutsam und entsprechend der natürlichen Atemfrequenz eines Kindes (etwa 30–40-mal pro Minute).

- *Mund-zu-Stoma-Beatmung:*
  Diese äußerst seltene Methode kommt dann zum Einsatz, wenn die zu beatmende Person ein Stoma (Öffnung) im Halsbereich besitzt. Vor allem bei Patienten mit überstandenem Kehlkopf- oder Stimmbänderkrebs kann dies der Fall sein. Es muss in solchen Fällen keine Kopfüberstreckung durchgeführt werden. Die Patienten werden direkt durch das Stoma beatmet.

Herz-Lungen-Wiederbelebung

Das Herz arbeitet wie eine Pumpe, die den Blutkreislauf aufrechterhält. Setzt diese Pumpe aus, bedarf es der Hilfe von außen, um den Sauerstoff, der durch die Atemspende in den Körper gelangt, zu transportieren. Durch Druck auf das Brustbein wird das Herz gegen die Wirbelsäule gepresst und Blut aus dem Herzen ausgestoßen. In den Entlastungsphasen füllt sich das Herz wieder.

Voraussetzungen für die Durchführung der Herz-Lungen-Wiederbelebung:

- Der Betroffene muss auf einer harten Unterlage liegen.
- Der Betroffene sollte flach auf dem Rücken liegen.
- Der Oberkörper des Patienten sollte frei sein (d.h. Kleidung hochschieben, aufschneiden oder aufreißen).

Herzdruckmassage und Atemspende erfolgen immer im Wechsel, wobei die Zeit zwischen den Wechseln nicht länger als fünf Sekunden dauern soll. Je nach Anzahl der Helfer, die zur Herz-Lungen-Wiederbelebung zur Verfügung stehen, unterscheidet man zwischen der Einhelfermethode und der Zweihelfermethode.

Einhelfermethode

Wird die Herz-Lungen-Wiederbelebung von einem Helfer durchgeführt, so wird immer im Wechsel 30-mal gedrückt und 2-mal beatmet. Die Frequenz der Herzdruckmassage liegt bei etwa 100–120 Schlägen pro Minute. In regelmäßigen Abständen erfolgt eine Kontrolle der allgemeinen Lebenszeichen.

Zweihelfermethode

Bei zwei Helfern führt ein Helfer die Atemspende, der andere die Herzdruckmassage durch. Das Verhältnis von Herzdruckmassage und Atemspende ist analog zur Einhelfermethode 30:2; Frequenz und maximale Pausenlänge sind ebenso identisch. Da diese Form der Herz-Lungen-Wiederbelebung wirkungsvoller und weniger anstrengend ist, sollte sie nach Möglichkeit bevorzugt werden. Auch bei dieser Methode müssen regelmäßig die allgemeinen Lebenszeichen kontrolliert werden.

Ende der Herz-Lungen-Wiederbelebung

Die Herz-Lungen-Wiederbelebung dürfen Sie als Ersthelfer erst dann einstellen, wenn

- die allgemeinen Lebenszeichen des Verletzten wieder einsetzen,
- eingetroffenes Fachpersonal die Herz-Lungen-Wiederbelebung übernimmt oder
- ein Arzt die Herz-Lungen-Wiederbelebung für beendet erklärt.

Gemäß den Richtlinien über die Durchführung von Kursen in Lebensrettenden Sofortmaßnahmen am Unfallort (LSM) müssen zwei wichtige organisatorische Maßnahmen erfüllt werden:

- Ab dem 11. Teilnehmer ist ein zweites Beatmungsphantom vorgeschrieben.
- Ab dem 16. Teilnehmer muss ein Ausbildungshelfer bei der praktischen Übung anwesend sein.

Defibrillation

Allein in Deutschland sterben jährlich mehr als 100.000 Menschen an einem plötzlichen Herzversagen, bevor sie ärztlich versorgt werden konnten. Der »plötzliche Herztod«, wie er genannt wird, kann überall auftreten, zu Hause, beim Sport, beim Einkaufen oder am Arbeitsplatz. Die Ursache ist in den meisten Fällen ein andauerndes Herzkammerflimmern.

Die Defibrillation ist in dieser Situation die einzig wirksame Maßnahme zur Lebensrettung. Zahlreiche Hersteller von Medizinprodukten haben mittlerweile sogenannte Automatisierte Externe Defibrillatoren (AED) entwickelt, die es auch Laien- oder Ersthelfern ermöglichen, noch vor Eintreffen des Rettungsdienstes eine Defibrillation durchzuführen.

Ziel dieser Defibrillation ist es, das unkoordinierte Herzkammerflimmern über einen Elektroschock in einen normalen Herzschlag zurückzuführen.

Durchführung der automatisierten Defibrillation

Ersthelfer führen die Defibrillation mit automatisierten Geräten durch, sogenannten AEDs. Diese sind einfach zu bedienen und in der Regel selbsterklärend. AEDs haben zwei Elektroden, die nach Anleitung auf den Brustkorb des Verletzten geklebt werden. Alle weiteren Schritte, die zu tun sind, werden über eine sprachgesteuerte Ansage oder über einen gut lesbaren Text vom Gerät selbst mitgeteilt. Nach Aufkleben der Elektroden erfolgt automatisch eine EKG-Analyse. Danach erhält man bei Vorliegen eines Herzkammerflimmerns die Aufforderung, per Knopfdruck einen Elektroschock auszulösen.

Anschließend gibt das Gerät Anweisungen zum weiteren Vorgehen. Da die Geräte über modernste Medizin- und Messtechniken verfügen, ist der Einsatz eines AED durch Ersthelfer einfach und sicher. Ein unabsichtliches Auslösen des Elektroschocks ist ausgeschlossen, da das Gerät nur dann die Schockfreigabe erteilt, wenn ein Herzkammerflimmern eindeutig erkannt wurde.

Gemäß der Richtlinien über die Durchführung von Kursen in Erster Hilfe ist es ab dem 01.01.2011 verpflichtend, die Defibrillation mithilfe von AEDs sowohl in EH-Trainings als auch in EH-Grundkursen inhaltlich einzubinden. Hierzu muss pro Lehrgang mindestens ein Demonstrations- oder Übungsgerät zur Verfügung stehen.

Stromunfälle

Haushaltsgeräte, Maschinen sowie zahlreiche Freizeitartikel werden über Niederspannung, den sogenannten Haushaltsstrom, versorgt. Beim Berühren einer elektrischen Leitung wird der menschliche Körper in den Stromkreis mit einbezogen. Bei größeren Stromstärken kommt es zu Verbrennungen an den Ein- und Austrittsstellen des Stroms. Da die Muskulatur auf den Strom mit z.T. heftigen Verkrampfungen reagiert, kann sich der Betroffene meist nicht selbst von der Stromquelle befreien.

Symptome

- Bewusstseinsstörungen bis zur Bewusstlosigkeit,
- der Betroffene hält den Stromleiter krampfend fest,
- Verbrennungen oder Verkohlungen,
- evtl. Atemstillstand bis hin zum Herz-Kreislauf-Stillstand.

Massnahmen

- Sofort Notruf absetzen!
- Unbedingt Eigenschutz beachten!
- Unterbrechung des Stromkreises (Abschalten des Geräts oder der Sicherung, Benutzen nicht leitender Gegenstände, wie z.B. Holz oder eine dicke Zeitung),
- Kontrolle der allgemeinen Lebenszeichen,
- weitere Erste-Hilfe-Maßnahmen,
- keimfreie Bedeckung der Brandwunden.

Bei Stromunfällen im Hochspannungsbereich ist bereits die Annäherung an den Verletzten gefährlich. Die Rettung darf nur durch Personen erfolgen, die mit Hochspannungsanlagen vertraut sind.

Fremdkörper in den Atemwegen

Fremdkörper gelangen vor allem beim Essen in die Atemwege. Zu hastiges Essen, gleichzeitiges Sprechen oder Lachen oder das Verschlucken eines Bonbons können Ursachen sein. Relativ häufig kommt es bei Kleinkindern zu solchen Situationen, da diese gerade in den ersten Lebensjahren Gegenstände in den Mund nehmen.

Symptome

- typische Situation: plötzlich während des Essens einsetzend,
- Betroffener greift sich instinktiv an den Hals,
- Husten mit Atemnot, evtl. Würgereiz,
- pfeifende Atemgeräusche,
- bläuliche Gesichtsfarbe.

Massnahmen

- Sofort Notruf absetzen!
- Der Betroffene lehnt sich mit dem Oberkörper nach vorne,
- der Helfer klopft anschließend mit der flachen Hand kräftig zwischen die Schulterblätter des Verletzten.
- Kleine Kinder legt man entweder über das Knie oder fasst sie nach Möglichkeit mit einer Hand an den Füßen, lässt sie kopfüber hängen und klopft ihnen leicht auf den Rücken.

Insektenstiche
Vor allem in den Sommermonaten besteht die Gefahr, während des Essens oder Trinkens von einem Insekt im Mund-Rachen-Raum gestochen zu werden. Der Giftstoff sorgt dabei für eine heftige Schwellung innerhalb kürzester Zeit. Die Atemwege werden eingeengt und es besteht vor allem bei Allergikern Lebensgefahr.

SYMPTOME
- plötzlich einsetzende Atemnot,
- Schmerzen, Rötung und Schwellung,
- große Aufregung und Erstickungsangst.

MASSNAHMEN
- Sofort Notruf absetzen!
- Kühlen von außen mit Eisbeuteln oder kalten Umschlägen,
- Kühlen von innen durch Lutschen von Eiswürfeln oder Speiseeis,
- bei Bewusstlosigkeit: je nach Zustand stabile Seitenlage oder Atemspende.

Herzinfarkt und Angina pectoris
Herzinfarkte und Angina-pectoris-Anfälle gehören aufgrund von Stress, Bewegungsmangel, ungesunder Ernährung sowie übermäßigem Zigaretten- und Alkoholkonsum zu den am weitesten verbreiteten Notfallbildern.

Während bei der Angina pectoris eine krankhafte Verengung der Herzkranzgefäße zu einem akuten Sauerstoffmangel des Herzmuskels führt, verschließen beim Herzinfarkt festsitzende Blutgerinnsel die Herzkranzgefäße und somit die dahinter liegenden Blutgefäße, die in der Folge absterben. Die Angina pectoris ist somit ein vorübergehendes Notfallbild, bei dem die Symptome durch die notwendige Ruhe und Schonung wieder abklingen.

Laien können beide Krankheitsbilder nur schwer unterscheiden. Daher werden sie auch im Rahmen der Ersten Hilfe gleichermaßen versorgt.

SYMPTOME
- typische Situation: sitzende Person mit Atemnot,
- plötzlich eintretende Schmerzen in Brust, Hals, Bauch, Rücken oder im linken Arm,
- Beklemmungsgefühl in der Brust und Atemnot,
- blasse und kaltschweißige Haut,
- eventuell Bewusstseinsstörungen.

MASSNAHMEN
- Sofort Notruf absetzen!
- Den Betroffenen zur absoluten Ruhe auffordern,
- atemerleichternde Haltung (Oberkörper hoch lagern),
- einengende Kleidung öffnen,
- für Frischluftzufuhr sorgen,
- beruhigende Atemanweisungen geben.

Knochenbrüche / Gelenkverletzungen

Lernziele:
Nach dieser Einheit können die Teilnehmer
- Knochenbrüche und Gelenkverletzungen erkennen und entsprechende Maßnahmen (insbesondere einfache Ruhigstellungsmaßnahmen) durchführen.

Praktische Inhalte:
- Ruhigstellung mit einfachen Hilfsmitteln, Armtragetuch und Dreiecktuch (TÜ*)

* TÜ (Teilnehmerübung): Die Maßnahme wird vom Trainer demonstriert, erläutert und von allen Teilnehmern bis zur sicheren Beherrschung geübt. Die Maßnahmen sollen grundsätzlich in ihrem Gesamtablauf sowie unter Berücksichtigung der psychischen Betreuung des Patienten geübt werden.

Anatomische Grundlagen zum Stütz- und Bewegungsapparat
Der Stütz- und Bewegungsapparat des Menschen setzt sich aus dem Knochenskelett, Gelenken, Muskeln, Sehnen und Bändern zusammen.

KNOCHENSKELETT
Das Skelett besteht aus insgesamt etwa 200 einzelnen Knochen, die durch Knorpel oder Bänder zusammengehalten werden.

Die Knochen des Skeletts üben eine Doppelfunktion aus. Zum einen schützen sie empfindliche Organe vor Gewalteinwirkungen von außen (so wird das Gehirn vom Schädelknochen umschlossen, die inneren Organe vom Brustkorb und das Rückenmark wird durch die Wirbelsäule geschützt). Zum anderen stützen die Knochen den Körper und sorgen – von Muskeln und Sehnen betätigt – für die Bewegung einzelner Körperteile wie z.B. das Heben eines Armes oder das Drehen des Kopfes.

In ihrem Aufbau sind alle Knochen ähnlich. Die äußere Hülle bildet eine feine Hautschicht, die mit zahlreichen Nervenfasern versehen und bei Verletzungen sehr schmerzempfindlich ist. Unter dieser Knochenhaut befindet sich die stark durchblutete Knochenrinde, die sich nach innen in ein feines Gitterwerk kleinster Knochenbälkchen verästelt. Die dabei entstehenden Hohlräume (vor allem bei Röhrenknochen) sind mit gelbem, fetthaltigem Knochenmark ausgefüllt.

Gelenke

Gelenke sind bewegliche Verbindungen zwischen zwei oder mehr Knochen. Die zusammentreffenden Knochen sind jeweils von einer Knorpelschicht überzogen und durch einen schmalen Gelenkspalt voneinander getrennt, in dem sich die Gelenkschmiere befindet. Das Gelenk wird durch die Gelenkkapsel zusammengehalten und nach außen abgeschlossen.

Muskeln, Sehnen und Bänder

Spricht man in der Ersten Hilfe von Muskeln, so ist damit hauptsächlich die Skelettmuskulatur gemeint. Sie kann über Befehle des Gehirns willentlich gespannt oder entspannt werden und steuert dadurch die Bewegung der Knochen.

Über Sehnen sind die einzelnen Muskelgruppen an den Knochen befestigt. Sie bestehen aus zugfesten Fasern und halten dadurch z.T. sehr hohe Belastungen aus. Bänder, deren Aufbau den Sehnen gleicht, verbinden einzelne Knochen miteinander und verstärken die Gelenke, um ihnen mehr Stabilität zu verleihen.

Verletzungen am Bewegungsapparat

Die meisten Verletzungen des Stütz- und Bewegungsapparates entstehen durch äußere Gewalteinwirkungen, wie z.B. einen Stoß, einen Aufprall oder einen Schlag. Aber auch ein einfaches Umknicken kann eine Knochen- oder Bandverletzung zur Folge haben.

Man kann unterscheiden zwischen Knochenbrüchen, Gelenkverletzungen und Muskelverletzungen

Knochenbrüche

Es gibt offene und geschlossene Knochenbrüche. Während bei einem geschlossenen Bruch die Haut im Wundbereich unverletzt bleibt, entsteht bei einem offenen Bruch durch das Durchstoßen eines Knochenteils eine sichtbare Hautwunde. Aus der Wunde können Teile des Knochens heraustreten, häufig ist jedoch nur eine kleine, leicht blutende Wunde sichtbar. In diesem Fall besteht eine hohe Infektionsgefahr. Daher ist der offene Knochenbruch frühzeitig steril abzudecken.

Symptome

- ▶ Fehlstellungen der betroffenen Extremität,
- ▶ abnorme Beweglichkeit,
- ▶ evtl. sichtbare Knochenteile, die aus der Wunde ragen, sowie
- ▶ starke Schmerzen, Anschwellen, Schonhaltung und Funktionseinschränkungen.

Allgemeine Massnahmen

- ▶ Sofort Notruf absetzen!
- ▶ Offene Knochenbrüche werden wegen der Infektionsgefahr keimfrei abgedeckt.
- ▶ Bei geschlossenen Brüchen wird das Kühlen der verletzten Region ohne Druck als Schmerz lindernd empfunden. Außerdem wirkt es einer entstehenden Schwellung entgegen.
- ▶ Bruchstelle über die angrenzenden Gelenke mit weichem Material abpolstern und ruhigstellen (z.B. mit Decken, Taschen, Kleidungsstücken, Kissen oder einem Dreiecktuch).
- ▶ Unterstützung der Schonhaltung des Verletzten bzw. Lagerung nach eigenem Wunsch.
- ▶ Zudecken und beruhigen bis zum Eintreffen des Rettungsdienstes.

Massnahmen bei Brüchen der Wirbelsäule

Die besondere Gefahr von Knochenbrüchen im Wirbelsäulenbereich besteht in der möglichen Verletzung des Rückenmarks, das im Wirbelkanal verläuft. Dadurch kann es zu Einschränkungen der Beweglichkeit und der Sensibilität oder zu Lähmungserscheinungen kommen.

- ▶ Sofort Notruf absetzen!
- ▶ Der Verletzte sollte in der vorgefundenen Lage durch Umpolsterung des gesamten Körpers ruhiggestellt werden.
- ▶ Außerdem sollte er möglichst nicht bewegt werden und vor allem nicht aufstehen.
- ▶ Bei bewusstlosen Personen haben die lebensrettenden Sofortmaßnahmen (stabile Seitenlage, Herz-Lungen-Wiederbelebung) Priorität!

Massnahmen bei Schädelverletzungen

Die Bandbreite der Schädelverletzungen reicht von einer leichten Gehirnerschütterung bis hin zum Schädel- oder Schädelbasisbruch. Eine genaue Differenzierung ist für den Ersthelfer meist nicht möglich. Bei schweren Kopfverletzungen müssen Sie immer mit Atem- und Herz-Kreislauf-Störungen rechnen.

- ▶ Sofort Notruf absetzen!
- ▶ Lebensrettende Sofortmaßnahmen beachten!
- ▶ Erhöhte Lagerung des Kopfes, damit der Druck im Kopf abnimmt.
- ▶ Der Betroffene darf nicht allein gelassen werden.

Massnahmen bei Rippenbrüchen und Brustkorbverletzungen

Brüche einzelner Rippen sind meist relativ harmlos, jedoch äußerst schmerzhaft. Neben diesen Schmerzen beim Atmen, gehören eine rasch zunehmende Atemnot und Schocksymptome zu den Hauptanzeichen für einen Rippenbruch. Wird durch den Unfall allerdings die Lunge verletzt, besteht Lebensgefahr.

- ▶ Sofort Notruf absetzen!
- ▶ Der Verletzte sollte atemerleichternd mit etwas erhöhtem Oberkörper gelagert werden. Berücksichtigen Sie aber auch den Lagerungswunsch des Verletzten.

Massnahmen bei Gesichtsverletzungen:

Nach unglücklichen Stürzen auf das Gesicht kann es zu starken Blutungen im Gesichtsbereich kommen. Dabei besteht immer die Gefahr, dass Blut in den Mund- und Rachenraum fließt, an dem der Verletzte ersticken könnte.

- ▶ Sofort Notruf absetzen!
- ▶ Lagerung des Verletzten auf dem Bauch, den Kopf am besten auf die verschränkten Arme. Das Blut muss nach außen abfließen können.
- ▶ Darauf achten, dass die Atemwege frei bleiben.

Gelenkverletzungen

- ▶ *Verdrehung, Verstauchung:*
  Bei einer Verstauchung werden die Gelenkteile durch Gewalteinwirkung kurzzeitig aus ihrer normalen Position verschoben. Durch das gleichzeitige Überdehnen der Gelenkkapsel werden häufig auch Bänder und Blutgefäße in Mitleidenschaft gezogen.
- ▶ *Verrenkung*
  Auch bei einer Verrenkung werden die Gelenkteile aus ihrer Normalposition verschoben, mit dem Unterschied, dass sie nicht mehr in ihre gewohnte Position zurückspringen, sondern in der abnormen Stellung verbleiben. Auch hierbei kann es zusätzlich zu erheblichen Verletzungen des Kapsel-Band-Apparates kommen. Die Symptome gleichen denen der Verstauchung, hinzu kommen eine offensichtliche Fehlstellung des Gelenks sowie starke Bewegungseinschränkungen.

Massnahmen

- ▶ Sofort Notruf absetzen!
- ▶ Eine exakte Diagnose der Gelenkverletzung ist einem Ersthelfer meist nicht möglich. Daher muss sich der Verletzte unbedingt zu einem Arzt begeben.
- ▶ Auf gar keinen Fall dürfen ausgerenkte Gelenke vom Laienhelfer wieder eingerenkt werden.
- ▶ Das Gelenk sollte nach Möglichkeit nicht belastet, sondern ruhiggestellt werden.
- ▶ Neben sofortigem Kühlen kann auch eine erhöhte Lagerung zur Linderung der Schmerzen und der Schwellung beitragen.

Bänderverletzungen

Bänderverletzungen treten häufig kombiniert oder als unmittelbare Folge von Gelenkverletzungen auf.

Formal unterscheidet man dabei zwischen Dehnungen, Anrissen und Abrissen. Symptome sind starke Schmerzen und Schwellungen, wobei die Größe der Schwellung nichts über die Schwere der Verletzung aussagt.

Muskel- und Sehnenverletzungen

Muskelverletzungen werden unterteilt in:

- ▶ Zerrungen (Überdehnung der Muskelfasern),
- ▶ (Faser-)Risse (Zerreißen einzelner Muskelfasern oder ganzer Stränge) und
- ▶ Prellungen oder »Pferdekuss« (Weichteilquetschung häufig mit Bluterguss).

Während Zerrungen und Risse in der Regel durch ungewohnte Belastungen oder Überbeanspruchung entstehen, tritt die Prellung in den unterschiedlichsten Lebenssituationen auf. Eine Prellung ist zwar schmerzhaft, jedoch relativ ungefährlich.

Sehnenabrisse können neben den starken Schmerzen und der Schwellung eine Unbeweglichkeit oder eine Fehlstellung der betroffenen Extremität zur Folge haben.

Massnahmen

- ▶ Anlegen eines kühlenden Druckverbands an der verletzten Stelle. Dazu wird ein in Eiswasser getränkter Schwamm auf die Haut gelegt und mit einer ebenfalls gut gekühlten elastischen Binde fest umwickelt.
- ▶ Die betroffene Muskelgruppe sollte nach Möglichkeit nicht mehr belastet werden, sondern man sollte sie ruhigstellen und erhöht lagern.

Bauchverletzungen

Lernziele:

Nach dieser Einheit können die Teilnehmer

- ▶ Verletzungen im Bauchraum erkennen und entsprechende lebensrettende Maßnahmen durchführen.

Praktische Inhalte:

- ▶ Lagerung zur Entspannung der Bauchdecke (AD*)

* AD (Ausbilderdemonstration): Die Maßnahme wird vom Trainer demonstriert, erläutert und ggf. von einzelnen Teilnehmern geübt.

Bauchverletzungen werden unterschieden in stumpfe (geschlossene) und offene Verletzungen. Geschlossene Bauchverletzungen treten nach stumpfer Gewalt wie etwa nach Unfällen, Schlägereien oder Misshandlungen auf und sind von außen nur schwer zu erkennen. Daher wird die Gefahr von inneren Blutungen häufig unterschätzt. Anders ist dies bei offenen Bauchverletzungen beispielsweise durch Pfählungs-, Schuss- oder Stichverletzungen, die leicht erkennbar sind.

Symptome

- ▶ Starke Bauchschmerzen und eine gespannte, harte Bauchdecke,
- ▶ der Betroffene nimmt meist eine Schonhaltung ein,
- ▶ sichtbare äußere Verletzungsanzeichen oder Prellmarken,
- ▶ evtl. Schockmerkmale.

Massnahmen

- ▶ Sofort Notruf absetzen!
- ▶ Den Betroffenen beruhigen, zudecken und vor Zuschauern abschirmen.
- ▶ Den Betroffenen in eine bauchschonende Lagerung bringen, möglichst mit etwas erhöhtem Oberkörper und leicht angewinkelten Knien.
- ▶ Rauchen, Alkohol und Nahrungsaufnahme verbieten und den Verletzten bis zum Eintreffen des Arztes liegen lassen.
- ▶ Weitere Maßnahmen nach Zustand des Verletzten.

Wunden / bedrohliche Blutungen

Lernziele:

Nach dieser Einheit können die Teilnehmer

- ▶ grundsätzliche Verhaltensweisen bei Wunden einhalten,
- ▶ lebensbedrohliche Blutungen erkennen und entsprechende Maßnahmen durchführen,
- ▶ mit vorhandenen Verbandmitteln eine Wunde versorgen,
- ▶ Maßnahmen bei Fremdkörpern in Wunden durchführen,
- ▶ Maßnahmen bei Fremdkörpern auf der Bindehaut eines Auges und auf der Augenoberfläche anwenden,
- ▶ Blutungen aus der Nase versorgen,
- ▶ Amputationsverletzungen versorgen.

Praktische Inhalte:

- ▶ Wundversorgung mit Verbandmitteln aus dem Verbandkasten durchführen (AD/TÜ*),
- ▶ Abdrücken am Oberarm (TÜ),
- ▶ Druckverband am Arm (TÜ),
- ▶ Druckverband am Bein (AD),
- ▶ Kleinamputate versorgen (AD).

* AD (Ausbilderdemonstration): Die Maßnahme wird vom Trainer demonstriert, erläutert und ggf. von einzelnen Teilnehmern geübt.
TÜ (Teilnehmerübung): Die Maßnahme wird vom Trainer demonstriert, erläutert und von allen Teilnehmern bis zur sicheren Beherrschung geübt. Die Maßnahmen sollen grundsätzlich in ihrem Gesamtablauf sowie unter Berücksichtigung der psychischen Betreuung des Patienten geübt werden.

Wundarten

Jede Wunde ist zunächst eine Verletzung der Haut. Diese Verletzung kann auf unterschiedliche Weisen entstehen, z.B. durch Gewalteinwirkung oder aber durch Umwelteinflüsse wie Hitze, Kälte, Säure oder Strom. Je nach Wundursache werden die verschiedenen Wundarten benannt. Demnach unterscheidet man: Schürfwunden, Stichwunden, Schusswunden, Schnittwunden, Quetschwunden, Ätzwunden, Risswunden, Platzwunden oder Brandwunden.

Eine bedrohliche äußere Blutung ist relativ leicht zu erkennen, da das Blut aus einer sichtbaren Wunde austritt. Nasse oder rötlich gefärbte Flecken auf der Kleidung sind auf blutende Wunden hin zu untersuchen.

An dieser Stelle sei besonders darauf hingewiesen, dass Ersthelfer immer Einmalhandschuhe tragen sollten, wenn die Möglichkeit des Kontaktes mit Körperflüssigkeiten des Verletzten besteht.

Allgemeine Massnahmen

- Sofort Notruf absetzen!
- Patienten hinlegen lassen (Ausnahmen beachten, z.B. Nasenbluten),
- Wunden keimfrei abdecken, Wundumgebung ruhigstellen,
- Fremdkörper in der Wunde belassen,
- keine Medikamente zur Blutstillung verabreichen,
- regelmäßige Kontrolle der Vitalfunktionen,
- je nach Zustand: stabile Seitenlage, Schocklage, Herz-Lungen-Wiederbelebung,
- psychologisch betreuen.

Spezielle Massnahmen

Lebensbedrohliche Blutungen im Bereich der Extremitäten verlangen andere Maßnahmen als beispielsweise Verletzungen im Bereich von Kopf, Hals oder Rumpf.

Extremitäten

An den Extremitäten sind im Wesentlichen drei Maßnahmen zum Stillen von bedrohlichen Blutungen anzuwenden:

- *Hochhalten*:
  Alleine durch das Hochhalten kann die Blutung zum Stillstand gebracht werden. Dabei muss die Verletzung wegen der Erdanziehungskraft oberhalb des Herzens liegen. Der hydrostatische Druck wirkt der Pumpleistung des Herzens auf diese Weise entgegen.
- *Abdrücken (am Oberarm):*
  Durch Druck mit den Fingern in die Muskelmulde zwischen Armbeuger (Bizeps) und Armstrecker (Trizeps) an der Innenseite des Oberarms wird die Oberarmschlagader verengt. Der Erfolg ist schnell am Rückgang der Blutung zu erkennen. Der Druck sollte nicht zu lange und zu kräftig erfolgen, da sonst das Gewebe aufgrund mangelnder Durchblutung abstirbt. Der Puls sollte an der gleichseitigen Handschlagader spürbar bleiben.
- *Abdrücken (am Oberschenkel):*
  Der Helfer kniet neben dem Verletzten und drückt mit beiden Daumen etwa in der Mitte der Leistenbeuge körperwärts gegen den Beckenrand. Da die Arterie schwerer zugänglich ist als im Oberarmbereich, muss mehr Kraft aufgewendet werden, was schmerzhaft sein kann. Wie auch am Oberarm sollte das Abdrücken am Oberschenkel nur eine Behelfsmaßnahme darstellen und so schnell wie möglich durch einen Druckverband ersetzt werden.
- *Druckverband*:
  Während ein anderer Helfer weiterhin abdrückt, kann man einen Druckverband anlegen (die notwendigen Verbandmaterialien befinden sich im Verbandkasten des Pkw). Der Druckverband ist deshalb empfehlenswert, weil bei gleichzeitiger Blutstillung im Wundbereich das umliegende Gewebe weiterhin durchblutet wird.

Kopf, Hals, Rumpf

Wenn bei Kopf-, Hals-, oder Rumpfverletzungen kein Druckverband möglich ist, erfolgt die Blutstillung durch die sogenannte digitale Kompression. Hierbei wird zunächst eine sterile Wundauflage auf die Verletzung gebracht und dann mit einem Druckpolster direkt auf die Wunde gepresst.

Abgerissene Gliedmaßen

Da Amputate unter günstigen Umständen wieder angenäht werden können, sollte bei Amputationsverletzungen möglichst nicht abgebunden werden; das Gewebe kann dadurch beschädigt werden. Abgetrennte Körperteile werden nicht abgewaschen, sondern ungesäubert in ein steriles Tuch gewickelt und möglichst trocken und kühl gelagert. Amputate direkt dem Rettungsdienst übergeben, der mit Spezialbeuteln eine optimale Versorgung garantiert.

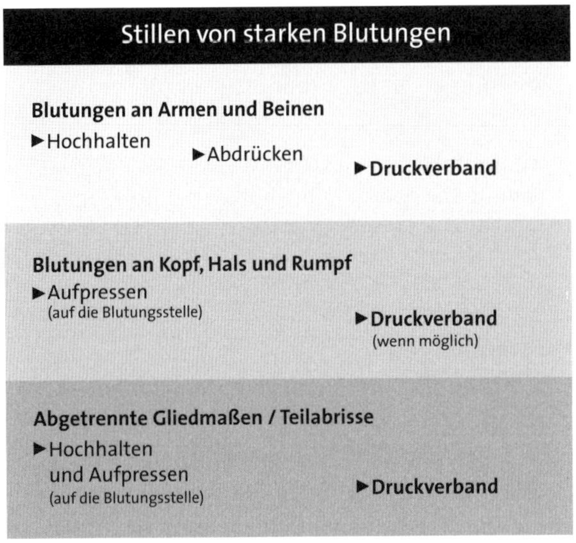

Abb. 5 ▶ Stillen von starken Blutungen

Schock

Lernziele:
Nach dieser Einheit können die Teilnehmer
- ▶ den Schock erkennen und entsprechende Maßnahmen durchführen.

Praktische Inhalte:
- ▶ Maßnahmen zur Schockvorbeugung und -bekämpfung (TÜ*)

* TÜ (Teilnehmerübung): Die Maßnahme wird vom Trainer demonstriert, erläutert und von allen Teilnehmern bis zur sicheren Beherrschung geübt. Die Maßnahmen sollen grundsätzlich in ihrem Gesamtablauf sowie unter Berücksichtigung der psychischen Betreuung des Patienten geübt werden.

Ein Schock beruht auf einem Missverhältnis zwischen dem benötigten Blutvolumen und der tatsächlich im Kreislauf zirkulierenden Blutmenge. Es gibt eine Fülle unterschiedlicher Schockformen, wobei sich deren Kennzeichen deutlich voneinander unterscheiden können.

Im Einzelnen unterscheidet man:
- ▶ Volumenmangelschock (hervorgerufen durch starken Flüssigkeitsverlust, z.B. durch Blutungen),
- ▶ kardiogener Schock (hervorgerufen durch Störungen der Herztätigkeit, z.B. nach Herzinfarkten),
- ▶ neurogener Schock (hervorgerufen durch Störungen der Gefäßregulation, z.B. durch Traumata),
- ▶ vasovagaler Schock (hervorgerufen durch nervliche Fehlsteuerung, z.B. Schmerz, Angst oder Schreck),
- ▶ anaphylaktischer Schock (hervorgerufen durch Überempfindlichkeitsreaktionen, z.B. Allergien),
- ▶ septischer oder toxischer Schock (hervorgerufen durch Bakterien oder Gifte im Gefäßsystem).

Im Rahmen der lebensrettenden Sofortmaßnahmen wird dem Volumenmangelschock die größte Bedeutung beigemessen, da dieser bereits bei einem Blutverlust von etwa einem Liter eintreten kann. Die Gründe für eine solche Verminderung des Blutvolumens können offene Wunden oder starke innere Blutungen (z.B. durch Knochenbrüche) sein. Den großen Blutverlust versucht der Körper durch geeignete Gegenmaßnahmen auszugleichen.

Symptome
- ▶ Der Puls wird schneller und aufgrund des gleichzeitig sinkenden Drucks in den Gefäßen immer flacher.
- ▶ Die äußeren, peripheren Gefäße des Körpers werden soweit verengt, dass nur noch lebenswichtige Organe ausreichend durchblutet werden (Zentralisation). Dadurch ergeben sich weitere sichtbare Zeichen für den Ersthelfer:
  - ▸ Aufgrund der mangelnden Durchblutung ist die Haut des Verletzten kalt und blass.
  - ▸ Der Betroffene zittert und friert.
  - ▸ Durch Störungen im vegetativen Nervensystem kommt es zu kalten Schweißausbrüchen.
  - ▸ Der Verletzte neigt zu einem eher ungewöhnlichen Verhalten wie Unruhe, Angst oder Starre. Er wird zunehmend teilnahmsloser bis hin zur Bewusstlosigkeit.

Allgemeine Massnahmen
- ▶ Sofort Notruf absetzen!
- ▶ *Blutstillung:*
  Durch die Blutstillung wird die Ursache des Volumenmangelschocks bekämpft und eine Verschlechterung des Gesundheitszustands durch weiteren Blutverlust verhindert.

- *Schocklage:*
  Zur Schocklagerung werden die Beine 30–40 cm über Kopfniveau angehoben. So fließt Blut aus den Beinen in den Körperstamm und unterstützt die Zentralisationsmaßnahme des Körpers (nicht bei Becken- oder Beinbrüchen, Schädelverletzungen, Verletzungen des Bauch- oder Brustraums).
- *Eigenwärme erhalten:*
  Durch Zudecken wird ein Auskühlen des Patienten verhindert. Der Verletzte darf jedoch nicht aktiv erwärmt werden, da sich sonst die Blutgefäße weiten, was der Zentralisation entgegenwirkt.
- *Psychische Betreuung:*
  Der ängstliche und unruhige Schockpatient soll vor Unruhe abgeschirmt werden. Außerdem sollten die Unfallfolgen herabgespielt und der Verletzte beruhigt werden. Auf keinen Fall darf er allein bleiben.
- *Vitalzeichenkontrolle.*

Weitere Massnahmen

- Rauchen (Folge: Gefäßverengung), Alkohol (Folge: Gefäßerweiterung) und Nahrungsaufnahme (Folge: Komplikationen bei anschließender Narkose, Erbrechen) verbieten,
- der Schockpatient sollte bis zum Eintreffen des Arztes liegen bleiben,
- ein Behelfstransport des Schockpatienten darf aufgrund der Gefahr eines Transporttraumas auf keinen Fall durchgeführt werden.

Verbrennungen / thermische Schäden

Lernziele:
Nach dieser Einheit können die Teilnehmer
- sich im Brandfall sachgerecht verhalten, insbesondere bei Personen- und Entstehungsbränden,
- Maßnahmen bei Brandwunden durchführen,
- Sonnenstiche erkennen und entsprechende Maßnahmen durchführen,
- Unterkühlungen erkennen und entsprechende Maßnahmen durchführen,
- Erfrierungen erkennen und entsprechende Maßnahmen durchführen.

Praktische Inhalte:
- Anlegen eines Verbandtuches (AD*).

* AD (Ausbilderdemonstration): Die Maßnahme wird vom Trainer demonstriert, erläutert und ggf. von einzelnen Teilnehmern geübt.

Verbrennungen

Verbrennungen und Verbrühungen entstehen durch die Einwirkungen hoher Temperaturen auf den Körper und zählen zu den schmerzhaftesten Verletzungen. Die Schwere der Verletzung richtet sich nach dem Grad der Verbrennung und der Größe der betroffenen Körperfläche. Bei Verbrennungen 1. und 2. Grades treten Hautrötungen und Blasenbildungen auf. Verbrennungen 3. Grades verursachen grauweiße oder schwarze Verfärbungen der Hautoberfläche.

Massnahmen

- Sofort Notruf absetzen!
- Brennende Personen müssen unverzüglich gelöscht werden. Die Flammen werden hierzu mit einer Decke erstickt, man übergießt den Verletzten mit kaltem Wasser oder wälzt ihn auf dem Boden. Sollte man mit einem Feuerlöscher löschen, ist darauf zu achten, dass dieser nicht auf das Gesicht des Betroffenen gerichtet wird.
- Bei Verbrühungen entfernt man vorsichtig die Kleidung des Verletzten. Festgebrannte Kleidung bleibt auf der Haut und wird nicht entfernt!
- Die betroffene Stelle hält man sofort unter fließendes kaltes Wasser (ca. 10–15 Minuten). Gesichtsverbrennungen kühlt man durch Auflegen feuchter Tücher.
- Im Anschluss an die Kaltwasseranwendung wird die Verbrennung mit einem sterilen Verbandtuch aus dem Verbandkasten bedeckt.
- Die Eigenwärme des Betroffenen erhält man, indem man ihn mit einer Rettungsdecke aus dem Verbandkasten zudeckt. Bei Schockanzeichen lagert man die Beine etwas erhöht.
- Hausmittel, wie etwa das Auftragen von Mehl, Öl, Creme oder Fett auf die Brandwunde, sind außerordentlich gefährlich und daher verboten!

Sonnenstich

Der Sonnenstich gehört neben der Hitzeerschöpfung und dem Hitzschlag zu den thermischen Schädigungen und tritt als Folge langer und intensiver Sonneneinstrahlungen auf den Kopf auf. Besonders betroffen sind hellhäutige, wenig behaarte Menschen und Kinder.

SYMPTOME

- Schwindel, Kopfschmerzen, Übelkeit und Erbrechen nach langer und intensiver Sonneneinstrahlung auf den Kopf,
- hochroter und heißer Kopf,
- evtl. Bewusstseinsstörungen bis hin zur Bewusstlosigkeit.

MASSNAHMEN

- Der Betroffene wird an einen kühlen und schattigen Ort gebracht.
- Er wird flach auf dem Boden mit erhöhtem Oberkörper gelagert.
- Kopf, Hals und Nacken kann man mit feuchten Tüchern kühlen.
- Bei Bewusstlosigkeit wird die betroffene Person in die stabile Seitenlage gebracht und sofort der Notruf abgesetzt.

Unterkühlung und Erfrierung

Wenn die Wärmeabgabe des Körpers über einen größeren Zeitraum höher ist als die Wärmeproduktion, kommt es zu Unterkühlungen. Dies ist vor allem nach Unfällen im Gebirge oder in kalten Gewässern der Fall. Zunächst versucht der Organismus, sich gegen die Unterkühlung zu wehren, indem er z.B. durch Zittern versucht, Wärme zu erzeugen. Darüber hinaus wird die Durchblutung der Körperoberfläche (Haut, Arme, Beine) vermindert. Der Betroffene ist in der Regel noch bei Bewusstsein und aufgeregt. Später wird er zunehmend ruhiger. Bewusstseinseintrübungen und Bewusstlosigkeit können folgen.
Erfrierungen sind örtliche Schädigungen des Gewebes aufgrund lang anhaltender Kälteeinwirkungen. Erste Erkennungszeichen sind Gefühllosigkeit in den Extremitäten (hauptsächlich in den Fingern oder Zehen), an der Nase oder den Ohren.

SYMPTOME

- Bläulich rote Färbung der betroffenen Stellen, später weißgelb oder grau,
- betroffene Stellen sind kalt, schmerzhaft und hart,
- Folgeschäden mit Blasenbildung und absterbendem Gewebe treten erst sehr spät auf.

MASSNAHMEN

- Der Verletzte wird an einen warmen Ort gebracht und vorsichtig gewärmt. Hierzu entfernt man zunächst die kalte oder feuchte Kleidung und wickelt den Körper in eine warme Decke ein.
- Das Auflegen der Hände auf die unterkühlten Körperregionen kann hilfreich sein.
- Die betroffenen Regionen sollten nicht bewegt werden.
- Eine aktive Wärmezufuhr, wie etwa durch Wärmflaschen o.Ä., ist zu vermeiden.
- Gut gezuckerte und warme Getränke, wie z.B. Tee, unterstützen die Wärmeentwicklung. Alkohol in jeglicher Form ist strengstens verboten!
- Auf die allgemeinen Lebenszeichen ist zu achten.

Vergiftungen / Verätzungen

Lernziele:
Nach dieser Einheit können die Teilnehmer
- Vergiftungen erkennen und entsprechende Maßnahmen durchführen,
- Verätzungen erkennen und entsprechende Maßnahmen durchführen.

Gifte können über unterschiedliche Aufnahmewege in den Körper gelangen:

- über die Atemwege (z.B. Gase, Dämpfe von Lacken, Lösungsmitteln etc.),
- über die Verdauungswege (z.B. Alkohol, Medikamente, verdorbene Lebensmittel, giftige Pflanzen etc.),
- über die Haut (z.B. Kontaktgifte),
- über den Blutkreislauf (z.B. Injektionen, Tierbisse etc.).

Unabhängig vom Aufnahmeweg führen Vergiftungen immer zu einer Schädigung des Gesamtorganismus. Häufig werden Kinder Opfer von Verätzungs- und Vergiftungsunfällen im Haushalt. Einen grundlegenden Schutz vor derlei Gefahren gibt es jedoch weder für Kinder noch für Erwachsene. Allerdings gibt es potenzielle Gefahrenquellen, deren Beachtung die Unfallgefahr verringern kann: Medikamente oder Putz-, Wasch- und Spülmittel aber auch Lampenöl dürfen niemals in Reichweite von Kindern aufbewahrt werden, da gerade die häufig bunten Verpackungen Kinder animieren, diese in den Mund zu nehmen!

Symptome von Vergiftungen

- Übelkeit, Erbrechen, Durchfall,
- Bauchschmerzen oder Krämpfe,
- Bewusstseinsstörungen bis hin zur Bewusstlosigkeit,
- Atem- und Herz-Kreislauf-Stillstand.

Massnahmen bei Vergiftungen

- Sofort Notruf absetzen!
- Unbedingt Eigenschutz beachten (bei Gasen, Dämpfen, Säuren etc.),
- bei giftigen Dämpfen und Gasen: Retten aus Gefahrenbereich (Eigenschutz beachten, evtl. durch zweiten Helfer mit einem Seil absichern, Elektroschaltungen vermeiden),
- Sicherstellen möglicher Giftreste und Behälter,
- Hinweise von Augenzeugen können Aufschluss über die mögliche Vergiftung geben

Gefahrenquellen

Gefahrenquellen im Haushalt

- Medikamente (Vergiftungsgefahr)
- Putz-, Wasch- und Spülmittel (Vergiftungs- und Verätzungsgefahr)
  TIPP: Putzmittel nicht unter der Spüle aufbewahren, wenn die Türen in Reichweite von Kindern sind. Außerdem bieten die bunten Flaschen einen hohen Anreiz für Kinder. Medikamente grundsätzlich unter Verschluss halten!
- Plastiktüten (Erstickungsgefahr)
  TIPP: Plastiktüten nicht herumliegen lassen, da Kinder sich diese über den Kopf ziehen können; Spielzeug nicht in Plastiktüten aufbewahren!
- Steckdosen (Stromschlaggefahr)
  TIPP: Steckdosen mit Kindersicherungen versehen!
- Kerzen (Brandgefahr)
  TIPP: Kerzen nicht unbeaufsichtigt brennen lassen!
- Treppen (Sturzgefahr)
  TIPP: Bei Kleinkindern Treppen mit Schutzgittern versehen!

Gefahrenquellen in der Küche

- Herdplatten, kochende Speisen (Verbrennungs- und Verbrühungsgefahr)
  TIPP: Bei Kleinkindern Sicherheitsgitter um Kochmulde legen und möglichst auf den hinteren Platten kochen!
- Messer und spitze Gegenstände (Verletzungsgefahr)
  TIPP: Messer nicht offen liegen lassen und evtl. Schubladen mit Sicherheitsschlössern versehen!

Gefahrenquellen im Garten

- Gartengeräte (Verletzungsgefahr)
  TIPP: Gartengeräte in einem abgeschlossenen Raum aufbewahren!
- Chemikalien, Dünger, Gifte u.Ä. (Vergiftungs- und Verätzungsgefahr)
  TIPP: Chemikalien grundsätzlich unter Verschluss halten!
- Brunnen, Regentonnen, Teiche u.Ä. (Ertrinkungsgefahr)
  TIPP: Gewässer nach Möglichkeit für Kinder unzugänglich machen und über die Gefahr aufklären!
- Pflanzen und Sträucher (Vergiftungsgefahr)
  TIPP: Giftige Pflanzen nach Möglichkeit nicht anpflanzen!

Abb. 6 ▶ Gefahrenquellen in Haushalt, Küche und Garten

und müssen auf jeden Fall berücksichtigt werden,

- das Trinken von Milch ist für einen Vergifteten nach heutigem Wissensstand eher schädlich, da die Giftaufnahme über die Darmschleimhaut durch Milch begünstigt wird,
- das Auslösen von Erbrechen oder die Gabe von Kohletabletten ist nicht angebracht und kann ebenfalls schädlich sein.

Verätzungen betreffen hauptsächlich die Haut, die Augen oder die Verdauungswege bis in den Magen-Darm-Trakt und sind in ihrer Schwere abhängig von der Konzentration, der Art und Menge der Chemikalien sowie ihrer Einwirkzeit.

Massnahmen bei Verätzungen der Haut

- Sofort Notruf absetzen!
- Verätzte Kleidungsstücke werden komplett entfernt (Beachtung des Eigenschutzes),
- die betroffene Stellen müssen gründlich mit fließendem Wasser abgespült werden, nach Möglichkeit sollten beim Ausspülen nicht betroffene Hautregionen verschont bleiben,
- keimfreies Verbinden der Wunde.

Massnahmen bei Augenverätzungen

- Das Auge wird gründlich mit fließendem Wasser ausgespült und anschließend mit einem keimfreien Tuch bedeckt.

Massnahmen bei Verätzungen des Magen-Darm-Trakts

- Um die verätzten Speisewege zu spülen und die Chemikalien zu verdünnen, sollte der Betroffene sofort Wasser oder Tee in kleinen Mengen trinken.
- Der Verletzte sollte nicht zum Erbrechen gebracht werden, da sich ansonsten die Verätzung im Bereich der Speiseröhre wiederholen würde.

B ▸ Praxisteil

Methoden zur Gestaltung von Erste-Hilfe-Seminaren

Wie bereits im Vorwort geschrieben, besteht ein Ziel dieses Buches darin, angehenden Trainern für Erste-Hilfe-Kurse einen Einblick in methodische Gestaltungsmöglichkeiten zu geben. Die nachfolgenden Methoden wurden mehrfach auf ihre Praxistauglichkeit erprobt und werden in Seminaren erfolgreich eingesetzt.

Darüber hinaus wird aber auch der erfahrene Erste-Hilfe-Trainer durch das Buch angeregt, seine bereits bestehenden didaktischen Konzepte und seine Methodeneinsätze zu hinterfragen – und zu verbessern. Vor allem ihm wünschen wir den Mut, durch die Selbsterfahrung mit vielfältigen methodischen Dimensionen neue Kompetenzen für sich zu entdecken.

Auf den folgenden Seiten finden Sie zunächst Methodenbeschreibungen, Arbeitshilfen und Kopiervorlagen, strukturiert nach allgemeinen Kursphasen. Unser methodischer Reigen beginnt mit dem Kurseinstieg, mit dem sogenannten »Warm-up«, dem Abschnitt also, in dem das eigentliche Lernen vorbereitet wird. Es folgen zum einen Methoden, die es Teilnehmern ermöglichen, Themeninhalte zu erarbeiten, und zum anderen solche, die geeignet sind, bereits Gelerntes zu wiederholen und zu festigen. Am Ende des Abschnitts werden Methoden vorgestellt, die zur Evaluation und Reflexion von Seminaren behilflich sind.

Mit Methoden zur Gestaltung von Pausen und Übergängen, kleinen Rätseln und Spielformen für aktive Pausen sowie diversen Übungen zur Auflockerung und zum gesundheitsfördernden Lernen endet der Praxisteil.

Die Darstellung der einzelnen Methoden ist immer gleich:

Methode

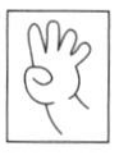
Teilnehmeranzahl

Dauer

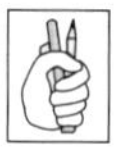
benötigte Materialien und Hilfsmittel

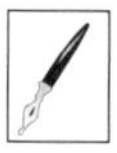
Beschreibung der Methode

Varianten, Anregungen zur Moderation, Beispiele und Tipps

Außerdem gibt es Spalten für eigene Notizen, Ergänzungen und Kommentare. Im Anschluss an die Methodenbeschreibung finden Sie, sofern erforderlich, ausgearbeitete Unterrichtshilfen als Kopiervorlagen.

Nun wollen wir Sie aber nicht weiter auf die Folter spannen und wünschen Ihnen viel Freude beim Ausprobieren.

Die Kursphasen

Die gedankliche Einteilung von Seminaren in verschiedene Kursphasen dient dem Trainer dazu, sein didaktisches Vorgehen zu steuern. Dem Teilnehmer muss diese Einteilung nicht bewusst vor Augen geführt werden. Seinen physiologischen und sozialen Lernvoraussetzungen und -bedingungen schulden wir es jedoch, das Lernen einzuteilen, es vor- und nachzubereiten und dazwischen auch mal anzuhalten, damit sich Gedanken und Gedachtes setzen können. Man unterteilt ein Seminar in eine Einstiegsphase, eine Erarbeitungsphase und einen Seminarabschluss. Unterbrochen werden diese Phasen je nach Dauer des Seminars von mehreren Pausen unterschiedlicher Länge.

Der Kurseinstieg hat mindestens zwei Funktionen:

Er soll zum einen den Lernprozess in Schwung bringen und ihn vorbereiten. Kurseinstiege schaffen die Basis zum Lernen, indem sie Spannungen abbauen, Unsicherheiten nehmen und Konzentration fördern.

Zum anderen vollzieht sich Lernen im Erste-Hilfe-Kurs in der Regel in Gruppen mit einer jeweils eigenen Dynamik. Der Kurseinstieg soll dazu beitragen, eine solche positive Anfangsdynamik zu entwickeln. Hilfreich dafür sind ein gegenseitiges Kennenlernen der Teilnehmer und das Schaffen einer Atmosphäre, in der der Einzelne sich in einer Gruppe mit fremden Menschen wohl fühlt.

Die eigentlichen Inhalte des Erste-Hilfe-Kurses, wie z.B. das Anlegen eines Druckverbands oder die Technik der Herz-Lungen-Wiederbelebung, sowie das dazu gehörende Hintergrundwissen bedürfen der Fachkompetenz des Erste-Hilfe-Trainers. Von seiner methodischen Vorgehensweise hängt es ab, inwieweit er Wissen und Fertigkeiten weitergeben kann. Die Methoden zur inhaltlichen Erarbeitung sowie zur Wiederholung und Festigung von bereits Gelerntem zielen darauf ab, durch geeignete Lernhilfen den Teilnehmer in die Lage zu versetzen, sich Inhalte weitestgehend selbst zu erschließen, ohne dass er dabei alleine gelassen wird.

Methoden zur Evaluation sowie zur Reflexion von Erste-Hilfe-Kursen machen das Seminar »rund«. Sie bieten den Teilnehmern und dem Trainer die Möglichkeit, rückblickend auf die vergangenen Stunden oder Tage Bezug zu nehmen. Der Teilnehmer erhält die Möglichkeit, als Mitgestalter und Mitverantwortlicher für den Kurs seine Eindrücke zu hinterlassen. Der Trainer erhält Informationen über seinen Kurs oder über sich, die er zur persönlichen Reflexion nutzen kann.

Methoden zum Seminareinstieg

Selbstporträt

Gesamtgruppe bis max. 15 Teilnehmer

10 Minuten

Porträtvordruck mit Impulsen

Beim Selbstporträt stellen sich die Teilnehmer mithilfe eines Schemas (s. nebenstehende Kopiervorlage) selbst vor. Die vorbereiteten Impulse auf dem Fragebogen helfen den Teilnehmern, in wenigen Minuten einige Informationen zur eigenen Person zu notieren. Dabei ist es wichtig, dass die Fragen nicht nur auf den beruflichen Bereich abzielen. Der Vordruck kann als Flipchart-Seite oder Overhead-Folie vorbereitet sein oder jedem einzelnen als DIN-A4-Steckbrief ausgeteilt werden.

Variante: Jeder Teilnehmer bekommt einen Fragebogen und füllt diesen aus. Der Trainer sammelt die ausgefüllten Porträts wieder ein, mischt sie und lässt jeden Teilnehmer nach dem Zufallsprinzip einen Fragebogen ziehen. Die Aufgabe für die Teilnehmer besteht nun darin, denjenigen herauszusuchen, dessen Porträt er gezogen hat.

Platz für eigene Notizen:

Steckbrief

Name: ______________________________

Beruf: ______________________________

Hobby: ______________________________

entweder
3 wichtige Lebensstationen *oder*
3 Menschen, dir mir wichtig sind, *oder*
3 Vorbilder:

____

____

____

Erwartungen an heute:

____

____

____

Namens-Scrabble

Gesamtgruppe bis max. 15 Teilnehmer

5 – 10 Minuten

kariertes Flipchart-Papier oder Kästchenvorlage, Stifte

Die Teilnehmergruppe bildet aus ihren Vornamen ein Scrabble. Bei kleinen Gruppen können alternativ dazu die Vor- und Zunamen aufgeschrieben werden. Dazu kommt jeder Teilnehmer einzeln zum Flipchart und notiert die Buchstaben seines Namens senkrecht oder waagerecht in die Spielvorlage.

Jeder Buchstabe steht in einem eigenen Kästchen, und es werden möglichst viele der bereits vorhandenen Buchstaben benutzt. Den Startschuss macht der Trainer, indem er beginnt, seinen Namen senkrecht oder waagerecht in die Kästchen einzutragen, und den Stift daraufhin einem Teilnehmer reicht.

Variante: Eine Zusatzaufgabe beim Namens-Scrabble kann darin bestehen, noch etwas zu seiner eigenen Person zu erzählen. *Beispiel: Ich heiße Peter, bin 17 Jahre alt, wohne in Mannheim und mache meine Führerscheinprüfung in zwei Monaten.*

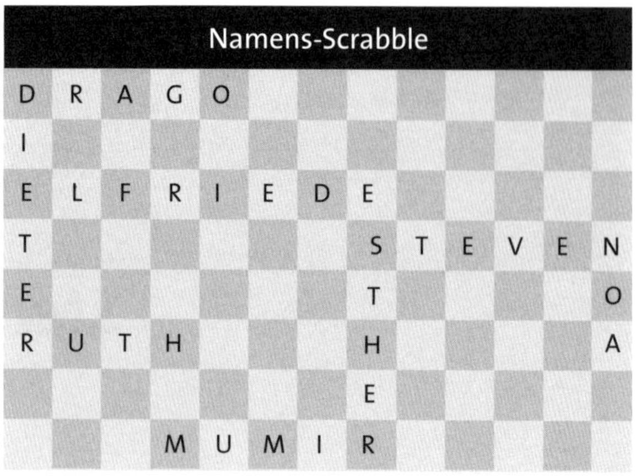

Abb. 7 ▶ Beispiel für ein Namens-Scabble

Platz für eigene Notizen:

Teilnehmer-Netzwerk

Gesamtgruppe bis max. 15 Teilnehmer

20 – 25 Minuten

Flipchart, farbige Stifte, evtl. Musik

Auf einem Flipchart werden alle Namen gleichmäßig verteilt notiert. Jeder Teilnehmer findet in einem kurzen Gespräch eine Gemeinsamkeit mit jedem anderen Teilnehmer heraus. Diese Gemeinsamkeiten werden durch eine Verbindungslinie zwischen den Namen und eine kleine Zeichnung symbolisiert.

Beispiel: Peter und Marco unterhalten sich kurz und finden heraus, dass sie beide gerne Fußball spielen. Die Linie zwischen Peter und Marco könnte dann mit einem kleinen Fußball versehen werden.

Je größer das Plakat ist, desto schöner und bunter wird das entstehende Netzwerk.

Variante: Bei größeren Gruppen sollte der Trainer Kleingruppen mit je 5 – 6 Teilnehmer bilden. Jede Kleingruppe erstellt zunächst ihr eigenes Netzwerk mit Namen und den verbindenden Symbolen und stellt dieses anschließend gemeinsam dem Plenum vor.

Platz für eigene Notizen:

Lebendige Statistik

Platz für eigene Notizen:

Gesamtgruppe bis max. 30 Teilnehmer

7–10 Minuten

kein Zusatzmaterial erforderlich, evtl. Musik im Hintergrund

Die Teilnehmer gruppieren sich nach den Ansagen des Trainers. Sie stehen von ihren Stühlen auf und verteilen sich nach den genannten Kriterien entweder im Raum, finden sich zusammen oder bilden kleine Untergruppen.

Beispiele:

- *Alle Teilnehmer, die bereits in einer Fahrschule angemeldet sind, treffen sich in der Ecke A, alle anderen in der Ecke B.*
- *Es stellen sich alle zusammen, die in derselben Fahrschule sind.*
- *Alle Teilnehmer, die bereits einen Kurs besucht haben, gehen in Ecke A, die anderen in Ecke B.*
- *Alle Teilnehmer bilden eine alphabetische Vornamen-Reihe (oder einen Kreis).*
- *Alle Teilnehmer bilden eine Alters-Reihe, beginnend mit dem Jüngsten.*

Variante: Die lebendige Statistik kann man auch sehr gut zum Einstieg in ein neues Thema nutzen. Beispielsweise können Erfahrungen und Kenntnisse der Teilnehmer im Umgang mit der Absicherung von Unfallstellen oder dem Vorgehen an Unfallorten spielerisch sichtbar werden.
Beispiel: Alle Teilnehmer, die bereits einen Unfall miterlebt haben, stellen sich in die Ecke A, Teilnehmer, die schon einmal Zeuge waren, in Ecke B, alle anderen in Ecke C.

Kontaktanzeige

Gesamtgruppe bis max. 15 Teilnehmer

15 – 20 Minuten

Moderationskarten, Stifte, Klebstreifen, evtl. Pinnwand oder Flipchart

Jeder Teilnehmer formuliert auf seiner Moderationskarte eine Kontaktanzeige. Dazu stellt er sich vor, er sei in eine neue Stadt gezogen und möchte über diese Anzeige neue Freunde kennenlernen. Wie die Anzeige gestaltet ist (z.B. in Reimform, in Stichworten, mit Bildern usw.), bleibt jedem Einzelnen überlassen. Wichtig ist jedoch, dass kein Name auf der Karte steht.
Die Karten werden anschließend vom Trainer eingesammelt, vorgelesen und ausgehängt. Nun sucht sich jeder Teilnehmer eine Anzeige heraus (außer die eigene natürlich), die er interessant findet und auf die er sich gerne melden würde. Nacheinander liest jeder Teilnehmer die ausgesuchte Anzeige vor, sagt kurz, warum er diese Karte gewählt hat, und versucht zu erraten, von wem die Anzeige stammen könnte. Klappt dies nicht, kann das Plenum helfen.

Platz für eigene Notizen:

Namensgeheimnis

Platz für eigene Notizen:

Gesamtgruppe bis max. 15 Teilnehmer

5 Minuten Vorbereitung und 2–3 Minuten pro Teilnehmer zur Präsentation

Stifte und DIN A4-Blatt für jeden Teilnehmer

Jeder Teilnehmer erhält ein weißes Din-A4-Blatt im Querformat, auf das er in großen Buchstaben seinen Vornamen notiert. Anschließend sucht er zu jedem Buchstaben seines Namens ein Wort, das für ihn kennzeichnend ist. Das können positive oder negative Eigenschaften sein, Name des Partners oder des Kindes, Hobby, ein wichtiges Ereignis aus dem Lebenslauf, das Lieblingslied usw.

Besonders schön sieht es aus, wenn jeder Buchstabe des Namens in einer anderen Farbe und möglichst bunt geschrieben wurde und die dazu gefundenen Wörter in schwarz.

Ihre Einleitung: »Jeder glaubt, dass er seinen Namen einfach von seinen Eltern bekommen hat. Jetzt können Sie beweisen, dass dies ein großer Irrtum ist und Ihr Name tatsächlich etwas mit Ihrer Person und Ihrem Leben zu tun hat. Überlegen Sie, welches Geheimnis hinter jedem Buchstaben Ihres Namens steckt und lassen Sie uns anschließend daran teilhaben.«

Variante: Die Methode eignet sich auch zur Wiederholung und Vertiefung. Die Teilnehmer verbinden dann die Buchstaben ihres Vornamens mit wichtigen Seminarinhalten.

Oder Sie geben als Kursgestalter Ankerbegriffe des Seminars vor, mit der Aufgabe, zu jedem Buchstaben des Begriffs wichtige Wörter zu finden, die zum Thema hängengeblieben sind.

Überraschungsfragen

Platz für eigene Notizen

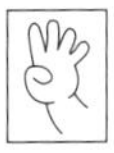

Gesamtgruppe bis max. 15 Teilnehmer

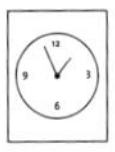

etwa 15 Minuten

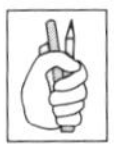

beschriftete und laminierte Karten

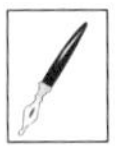

Der Kursgestalter geht in der Gruppe umher und lässt jeden Teilnehmer eine Karte ziehen, auf deren Rückseite eine persönliche Frage notiert ist. Nach kurzem Überlegen wird die Frage beantwortet.

Fragen zum Seminareinstieg und Kennenlernen können z.B. sein:

- »Gibt es jemanden in Ihrem Leben, der Sie besonders beeinflusst hat?«
- »Wenn Sie ein Jahr Urlaub bei vollem Gehalt bekämen: Was würden Sie tun?«
- »Wo und wie sehen Sie sich in 10 Jahren?«
- »Welches Buch, welche Musik, welches Sportgerät würden Sie auf eine einsame Insel mitnehmen?«
- »Sie würden sich für ein Jahr in eine bekannte Persönlichkeit verwandeln. Wen wählen Sie?«

Variante: Alternativ ist die Methode auch zum Seminarende denkbar mit Fragen wie z.B.:

- »Gab es einen Moment, in dem es richtig *Aha* gemacht hat?«
- »Was hat Ihnen besonders gut gefallen?«
- »Was ist Ihnen besonders wichtig?«

Methoden zur inhaltlichen Themenerarbeitung

Brainstorming / Brainwalking

Gesamtgruppe bis max. 20 Teilnehmer

10 Minuten Stoffsammlung, 10 Minuten Wertungsphase

Brainstorming:
Moderationskarten, Stifte, Pinnwand oder Flipchart
Brainwalking:
Flipchart-Bögen (ein Blatt pro 3 Teilnehmer), Stifte, Schere

Unter Brainstorming versteht man das kommentarlose Sammeln von Eindrücken, Ideen und Einfällen zu einem beliebigen Problem oder Thema. Das Ziel besteht darin, die Teilnehmer ungestört und ohne Bewertung Ideen finden zu lassen, die auch auf den Einfällen der Anderen aufbauen bzw. diese weiterentwickeln. Vor der Ideenfindungsphase erläutert der Trainer das zu bearbeitende Thema, die Aufgabe und die Regeln. Im Anschluss ermutigt er die Teilnehmer, Vorschläge einzubringen. Diese werden vom Trainer gesammelt, indem sie einzeln auf Moderationskarten oder auf dem Flipchart notiert werden. Alle Vorschläge sollen für die Teilnehmer sichtbar an einer Pinnwand oder auf dem Flipchart als Assoziationshilfen für weitere Ideen festgehalten werden.

Regeln:
- Die Zeitvorgabe für die Ideenfindungsphase beträgt 10 Minuten.
- Bewertungen oder Kritik an den Ideen oder Einfällen anderer Teilnehmer werden nicht vorgenommen.
- Vorschläge oder Ideen sollen kurz und knapp benannt werden.

Variante Brainwalking: Mehrere Flipchart-Blätter werden an den Wänden des Raumes befestigt. Als Überschrift steht auf jedem Blatt das gleiche Thema. Die Teilnehmer verteilen sich an die Blätter und schreiben ihre spontanen Einfälle auf. Dann gehen sie im Raum umher, schauen sich die anderen Ideen an und schreiben ihre Assoziationen dazu. Während der Ideensammlung wird nicht gesprochen. Anschließend werden die Blätter so in Streifen geschnitten, dass jeder Einzelgedanke auf einem eigenen Streifen steht. Die Streifen können nun von den Teilnehmern gewertet, gruppiert, eingestuft oder in ähnlicher Form weiterverarbeitet werden.

Platz für eigene Notizen:

Mindmapping

Gesamtgruppe bis max. 15 Teilnehmer

10 Minuten

Flipchart, Stifte

Die Teilnehmer nennen spontan ihre Gedanken, Ideen, Erinnerungen zu einem komplexen Thema. Die Thematik wird in die Mitte geschrieben oder gemalt. Die Äußerungen (max. 2 – 3 Schlagwörter pro Gedanke) werden notiert und mit den anderen Begriffen bzw. der zentralen Thematik in Verbindung gebracht.

Somit entsteht eine Art Landkarte der Gedanken. Bedeutsame Inhalte werden von weniger wichtigen optisch unterschieden oder durch Verzweigungen verdeutlicht.

Die Methode ist sowohl in Einzelarbeit (mit anschließendem Vergleich der Einzelergebnisse) als auch in Gruppenarbeit durchführbar.

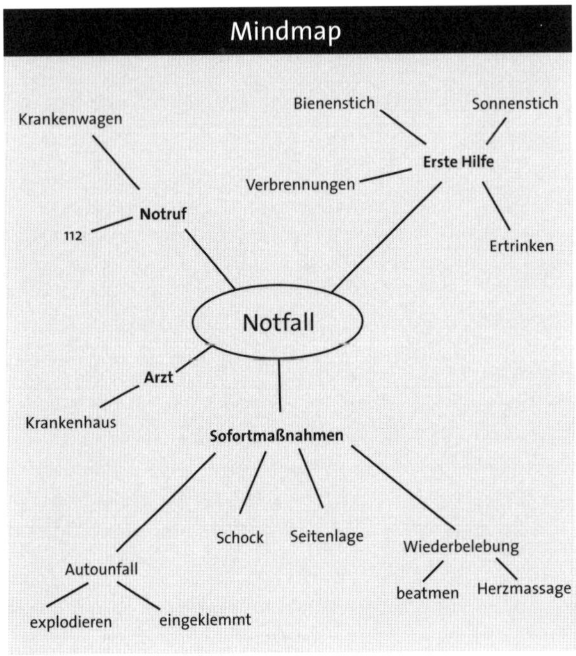

ABB. 8 ▶ Beispiel für eine Mindmap

Platz für eigene Notizen:

Schneeball

ausgehend von Einzelarbeit oder Kleingruppenarbeit bis zur Gesamtgruppe

20 – 30 Minuten

Arbeitsblätter, Farbkarton, Stifte, Textauszug mit Fragen

Jeder Teilnehmer bzw. jede Kleingruppe bekommt einen Textauszug mit drei Aufgaben zu den Themen Helfen und Hilfsbereitschaft (s. nebenstehende Kopiervorlage) sowie einen Stift und ein leeres Arbeitsblatt. Zunächst werden der Text durchgelesen und die Fragen beantwortet. Die Fragen 1 und 2 versetzen den Teilnehmer einerseits in die Rolle eines Verkehrsunfallopfers, andererseits in die Situation eines möglichen Ersthelfers. Zur Beantwortung von Frage 3 soll eine generelle Reihenfolge von Maßnahmen entwickelt werden, die der Ersthelfer im Beispiel durchführen würde. Nach Beendigung der Arbeitsphase soll sich im nächsten Schritt jeder Teilnehmer bzw. jede Kleingruppe mit seinem Nachbarn oder mit einer Nachbargruppe über die Fragen austauschen und eine Einigung über die Reihenfolge der Maßnahmen festlegen. Dieser Arbeitsschritt wird so lange fortgesetzt, bis ein Ergebnis der Gesamtgruppe vorliegt, das auf einem Karton notiert und präsentiert wird.

Der Trainer hat nun im Plenum die Möglichkeit, die Themen Rechtliche Grundlagen und Motivation zum Helfen aufzugreifen und fehlendes Wissen zu ergänzen. Die von den Teilnehmern erarbeiteten Maßnahmen sollten im Raum aufgehängt bleiben, sodass immer wieder auf sie Bezug genommen werden kann.

Moderationsvorschlag: Der Trainer sollte jede einzelne Arbeitsphase mit einer genauen Zeitvorgabe einleiten und beenden.

Platz für eigene Notizen:

Würden Sie helfen?

28. März, kurz nach 17 Uhr. Es ist ein schrecklicher Anblick auf einer Bundesstraße im Kreis Koblenz: Ein Verletzter liegt regungslos neben dem Wrack seines Wagens. Allerdings ist der Unfall nicht echt, sondern ein Versuch, um die Hilfsbereitschaft der Autofahrer zu testen ...

Es sieht böse aus: Das völlig zerstörte Auto schleuderte offensichtlich von der Fahrbahn, knallte gegen die Böschung am Waldrand, kippte um und blieb seitlich auf der Beifahrerseite liegen. Aus dem Motorraum steigt Rauch auf. Mit letzter Kraft klettert der Fahrer aus dem demolierten Kleinwagen und bricht vor dem Wrack zusammen.

Weit und breit ist kein Mensch zu sehen.

Dann rollt ein Mercedes heran. Der Fahrer reckt den Hals, schaut genau hin und – tritt auf's Gas. Acht Minuten später erreicht ein Golf die Unfallstelle. Auch diesmal schaut die Fahrerin genau hin und fährt weiter. Immer noch liegt der – vermeintlich – Verletzte hilflos einen Meter neben der Fahrbahn im Matsch und wartet bei eisigen Temperaturen auf Rettung ...

Aufgabe 1:
Wie würden Sie sich in dieser Situation als Opfer fühlen?
Sammeln Sie stichpunktartig drei Begriffe, die Ihre Gefühle beschreiben.

Die Rettung naht erst eine Viertelstunde später: Der Fahrer eines Wagens sieht den Unfall, hält sofort an und will Erste Hilfe leisten. Glück hat, wer von solch einem Menschen entdeckt wird! Zu seiner Handlungsweise befragt, antwortet der Retter, dass für ihn Hilfe »ein eingespeichertes Programm« sei, das quasi automatisch ablaufe, und dass er schließlich »auch mal so daliegen und Hilfe brauchen könnte.«

Der Fahrer hat eine vorbildliche Handlungsweise bewiesen, mit der er im Erstfall Leben gerettet hätte.

Aber: Jeder Zweite fährt bei einem Verkehrsunfall vorbei und lässt das Opfer liegen, weil er nicht helfen will oder kann. Mehr als die Hälfte der Autofahrer traut sich im Ernstfall trotz bescheinigten Kurses nicht zu, rettend Hand anzulegen. Nach einer Studie aus dem Jahr 2002 haben sogar 20% aller Deutschen nie eine Ersthelfer-Ausbildung gemacht.

Aufgabe 2:
Stellen sie sich vor, Sie kämen an der Unfallstelle vorbei:
a) Ich würde anhalten.
b) Ich würde lieber weiterfahren.

Die niederschmetternde Bilanz: Rund 10% der Opfer könnten einen Unfall überleben, wenn rechtzeitig Erste Hilfe geleistet würde. Doch viele Ersthelfer plagt nicht nur die Angst vor Blut und zermalmten Körperteilen. Sie fürchten, durch falsche Handgriffe noch Schlimmeres anzurichten. Dies ist jedoch vollkommen unbegründet. Im ersten Augenblick reichen neben der medizinischen Hilfe vielfach schon Trost und Zuspruch aus, mit dem baldige Hilfe angekündigt wird. In einer Studie der Bundesanstalt für Straßenwesen sagten mehr als die Hälfte von nachträglich befragten Unfallopfern aus, dass sie allein beruhigende Worte und die Anwesenheit eines Helfers als hilfreich empfunden hätten.

Aufgabe 3:
Überlegen Sie sich anhand des Beispiels konkrete Massnahmen, wie Sie als Ersthelfer vorgehen würden.
Notieren oder malen sie einen Massnahmenplan und stellen Sie ihn anschliessend den anderen vor!

Experten

3 Kleingruppen mit 3 – 6 Teilnehmern

20 Minuten Erarbeitungsphase, 20 Minuten Präsentation pro Kleingruppe

Aufgabenimpulse, Arbeitsblätter, Präsentationsmöglichkeiten, Stifte

Die Gesamtgruppe wird in drei Kleingruppen aufgeteilt, die jeweils zwei Arbeitsblätter mit Informationen zu den Themenbereichen Atemstörungen, Herz-Kreislauf-Störungen und Bewusstseinsstörungen bearbeiten (s. nachfolgende Kopiervorlagen). Zusätzlich erhält jede Gruppe einen schriftlichen Arbeitsauftrag. Durch die Bearbeitung der speziellen Themen entwickelt sich jede Gruppe zum Experten auf ihrem Gebiet. Die Arbeitsergebnisse werden von den Expertengruppen schriftlich festgehalten und der Gesamtgruppe präsentiert.

Der Trainer bleibt im Hintergrund, um ggf. ergänzend einzugreifen. Im Plenum können anschließend weiterführende Fragen, Impulse und Arbeitsschritte besprochen werden.

Es handelt sich bei der Methode um eine Alternative zum Vortrag oder zum Lehrgespräch. Die Teilnehmer werden angeleitet, sich Lerninhalte selbstständig zu erarbeiten und untereinander weiterzuvermitteln.

Hilfen zur Textarbeit:
Text-ABC: Suchen Sie zentrale Begriffe aus dem Text und tragen Sie diese in eine alphabetische Liste ein.

Aha?!: Wählen Sie Informationen aus dem Text, die für Sie überraschend sind, weil sie nicht Ihrer bisherigen Meinung entsprechen. Notieren Sie Inhalte, die Ihrer Meinung nach neu sind!

So sieht´s aus: Bringen Sie den Inhalt auf den Punkt. Was ist (sind) die zentrale(n) Aussage(n)?

Vertraut und neu: Was ist im Allgemeinen bereits bekannt? Welche Informationen sind der Allgemeinheit wohl neu?

Im Bild: Versuchen Sie, die zentralen Inhalte des Textes bildlich darzustellen (z.B. durch Collage oder Zeichnung).

Auf den Tisch gebracht: Suchen Sie Aussagen, die Ihrer Meinung nach diskussionswürdig sind.

Platz für eigene Notizen:

Fragen

Expertengruppe: Atemstörungen

1. Lesen Sie sich die Kurzinformationen zum Themenschwerpunkt durch. Bei Fragen oder Unklarheiten hilft der Trainer gern weiter.

2. Besprechen Sie in der Kleingruppe die allgemeinen Ursachen für Atemstörungen. Versuchen Sie, offene Fragen in der Gruppe zu klären und wählen Sie einen Moderator, der der Gesamtgruppe die wichtigsten Punkte vorstellt.

3. Lesen und besprechen Sie die aufgeführten Einzelthemen und überlegen Sie, wie Sie die Merkmale und Maßnahmen der drei verschiedenen Notfälle der Gesamtgruppe sinnvoll und verständlich präsentieren können (in max. 10 Min.).

Expertengruppe: Herz-Kreislauf-Störungen

1. Lesen Sie sich die Kurzinformationen zum Themenschwerpunkt durch. Bei Fragen oder Unklarheiten hilft der Trainer gern weiter.

2. Lesen und besprechen Sie die aufgeführten Einzelthemen. Worin unterscheiden sie sich? Überlegen Sie, wie Sie die beiden Notfälle der Gesamtgruppe sinnvoll und verständlich präsentieren können (in max. 10 Min.).

3. Lassen sich Herz-Kreislauf-Störungen vermeiden? Diskutieren Sie, welche Vorbeugungsmaßnahmen leicht umzusetzen sind und wo es möglicherweise Schwierigkeiten geben könnte. Wählen Sie einen Moderator, der der Gesamtgruppe die wichtigsten Punkte kurz vorstellt.

Expertengruppe: Bewusstseinsstörungen

1. Lesen Sie sich die Kurzinformation zum Themenschwerpunkt durch. Bei Fragen oder Unklarheiten hilft der Trainer gern weiter.

2. Besprechen Sie in der Kleingruppe die allgemeinen Ursachen für Störungen des Bewusstseins. Versuchen Sie, offene Fragen in der Gruppe zu klären und wählen Sie einen Moderator, der der Gesamtgruppe die wichtigsten Punkte vorstellt.

3. Lesen und besprechen Sie die aufgeführten Einzelthemen und überlegen Sie, wie Sie die Merkmale und Maßnahmen der drei verschiedenen Notfälle der Gesamtgruppe sinnvoll und verständlich präsentieren können (in max. 10 Min.).

Expertengruppe: Atemstörungen (1)

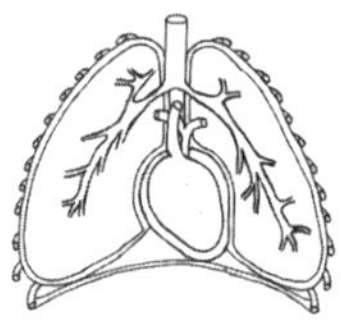

Kurzinformationen: Atmung, Atemstörungen, Atemstillstand

Wie atmet der Mensch und wie wird die Atmung kontrolliert?

Über die Atmung nimmt der menschliche Körper den lebensnotwendigen Sauerstoff auf. Gleichzeitig wird durch das Atmen Kohlendioxid aus dem Körper ausgeschieden. Bein Einatmen gelangt die Luft durch die oberen Atemwege (Mund, Nase und Rachen) in die unteren Atemwege (Bronchien und Lungen). Die unter dem Kehlkopf beginnende Luftröhre teilt sich in ihrem weiteren Verlauf im Brustkorb in zwei Hauptbronchien, die zu je einem Lungenflügel führen. In den Lungenflügeln verästeln sich die Bronchienstränge immer weiter, bis sie schließlich in tausenden Lungenbläschen enden. In den Lungenbläschen kann der Sauerstoff aus der Einatemluft in den Blutkreislauf überführt werden, um von hier aus die Organe zu versorgen.

Ein Erwachsener atmet ca. 12- bis 15-mal pro Minute, Kinder etwas häufiger. Bei Erste-Hilfe-Maßnahmen erfolgt die Atemkontrolle durch Beobachten des Brustkorbs und Fühlen der Atembewegung durch Auflegen der Hände auf Rippenbogen und Oberbauch.

Warum ist es möglich, Menschen mit »verbrauchter Ausatemluft« zu beatmen?

Vom durchschnittlichen Sauerstoffanteil der eingeatmeten Luft (ca. 21 %) werden während eines Atemzugs nur 4 % verbraucht. Die verbleibenden 17 % Sauerstoff unserer Ausatemluft reichen also zur Beatmung eines Verletzten aus.

Ursachen für Atemstörungen oder einen Atemstillstand

- Zurücksinken des Zungengrundes bei Bewusstlosigkeit,
- Schwellung der Atemwege durch Insektenstiche,
- Verlegung durch Fremdkörper,
- Asthma,
- Verletzungen an der Luftröhre,
- Lungenerkrankungen oder -verletzungen,
- Brustkorbverletzungen,
- Herzerkrankungen (chronische Herzschwäche, Herzmuskelentzündung o.Ä.),
- andere Ursachen (Hyperventilation, Ertrinken, Strangulation o.Ä.).

Expertengruppe: Atemstörungen (2)

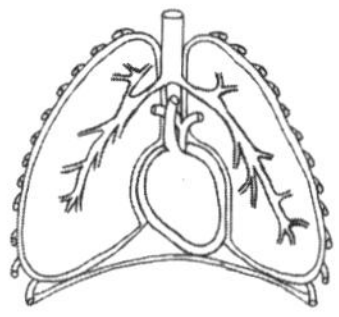

Kurzinformationen: Einzelthemen

I. Fremdkörper in den Atemwegen

Häufig kommt es während des Essens zu diesem Notfall. Zu hastiges Essen, gleichzeitiges Sprechen oder Lachen, aber auch das Verschlucken eines Bonbons können die Ursache sein. Relativ oft kommt dieser Notfall auch bei Kleinkindern vor, da Kinder in den ersten Lebensjahren alle möglichen Gegenstände in den Mund nehmen.

Symptome:

- Betroffener greift sich instinktiv an den Hals,
- Husten mit Atemnot, evtl. Würgereiz,
- pfeifende Atemgeräusche,
- bläuliche Gesichtsfarbe.

Maßnahmen:

- Sofort Notruf absetzen!
- Der Betroffene lehnt sich mit dem Oberkörper nach vorne.
- Der Helfer klopft mit der flachen Hand kräftig zwischen die Schulterblätter des Betroffenen.
- Kleine Kinder legt man entweder über das Knie oder fasst sie nach Möglichkeit mit einer Hand an den Füßen, lässt sie kopfüber hängen und klopft ihnen leicht auf den Rücken.

II. Insektenstiche

Vor allem in den Sommermonaten besteht die Gefahr, während des Essens oder Trinkens von einem Insekt im Mund-Rachen-Raum gestochen zu werden. Der Giftstoff sorgt dabei für eine heftige Schwellung innerhalb kürzester Zeit. Die Atemwege werden eingeengt und es besteht v.a. bei Allergikern Lebensgefahr.

Symptome:

- plötzlich einsetzende Atemnot,
- Schmerzen, Rötung und Schwellung in Mund und Rachen,
- große Aufregung und Erstickungsangst.

Maßnahmen:

- Sofort Notruf absetzen!
- Kühlen von außen mit Eisbeuteln oder kalten Umschlägen,
- Kühlen von innen durch Lutschen von Eiswürfeln oder Speiseeis,
- bei Bewusstlosigkeit: je nach Zustand stabile Seitenlage oder Atemspende.

III. Hyperventilation

Meist sind es junge Menschen, die in einer psychischen Stresssituation hyperventilieren. Dabei kommt es zu einer gesteigerten Atemfrequenz und -tiefe, was zur Folge hat, dass Kohlendioxid vermehrt abgeatmet wird, und der Sauerstoffgehalt im Blut steigt.

Symptome:

- schnelle Atmung,
- Kribbelgefühl an Armen und Händen,
- Krämpfe in den Händen (»Pfötchenstellung«) und im Mundbereich (»Karpfenmund«),
- Angst, Unruhe, Blässe und Schwitzen.

Maßnahmen:

- den Betroffenen abschirmen und beruhigen,
- den Betroffenen in eine Plastiktüte zurückatmen lassen.
- Achtung: Informieren Sie den Betroffenen zunächst über Ihr Vorhaben.

Expertengruppe: Herz-Kreislauf-System (1)

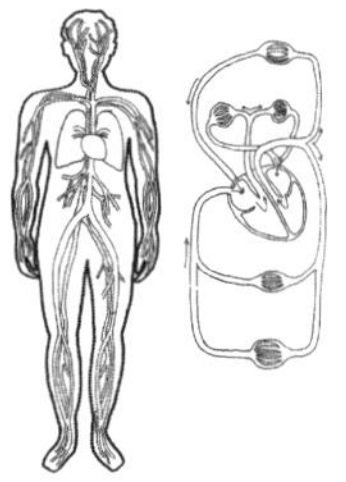

Kurzinformationen:
Herz und Herz-Kreislauf-System

Wie funktioniert das Herz-Kreislauf-System?

Das Herz, die Blutgefäße und das Blut bilden das Herz-Kreislauf-System. Das Herz, das sich etwa in der Mitte des Brustkorbs befindet, hält als Pumpe den Kreislauf aufrecht. Die Herzspitze liegt leicht nach links versetzt auf dem Zwerchfell auf. Durch die Herzklappen und das zyklische Zusammenziehen der Muskulatur wirkt das Herz wie eine Pumpe, die den Kreislauf aufrechterhält. Bei einer Größe, die etwa der der eigenen Faust entspricht, pumpt das Herz eines Erwachsenen mit durchschnittlich 60 – 80 Schlägen pro Minute etwa 5 – 7 Liter Blut durch den Körper.

Was sind Blutgefäße?

Die Blutgefäße werden unterteilt in Arterien und Venen. Arterien führen vom Herzen weg und verzweigen sich im Körper in immer dünner werdende Verästelungen bis hin zu kleinsten Haargefäßen, den Kapillaren. Dort werden Sauerstoff und Nährstoffe an die Zellen abgegeben und im Gegenzug Stoffwechselprodukte aufgenommen. Die Kapillargefäße wiederum gehen in kleinste Venen über, die sich zum Herzen hin immer weiter vergrößern. In den Venen fließt das Blut zum Herzen zurück.

Welche Funktionen erfüllt Blut im menschlichen Körper?

- Transportmittel für Sauerstoff, Nährstoffe, Kohlendioxid und Abfallprodukte,
- Wärmeregulator,
- Abwehr von Krankheitserregern,
- Wundheilung durch Blutgerinnung.

Expertengruppe: Herz-Kreislauf-System (2)

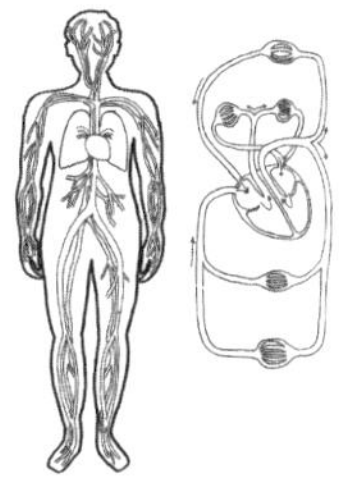

Kurzinformationen: Einzelthemen

Herzinfarkt und Angina pectoris

Herzinfarkte und Angina-pectoris-Anfälle gehören aufgrund von Stress, Bewegungsmangel, ungesunder Ernährung sowie übermäßigem Zigaretten- und Alkoholkonsum zu den am weitesten verbreiteten Volkskrankheiten.

Während bei der Angina pectoris eine krankhafte Verengung der Herzkranzgefäße zu einem akuten Sauerstoffmangel des Herzmuskels führt, verschließen beim Herzinfarkt festsitzende Blutgerinnsel die Herzkranzgefäße und somit die dahinter liegenden Blutgefäße, die in der Folge absterben. Die Angina pectoris ist somit ein vorübergehendes Notfallbild, bei dem die Symptome durch die notwendige Ruhe und Schonung wieder abklingen.

Beide Krankheitsbilder sind vom Laien nur schwer voneinander zu unterscheiden. Daher werden sie im Rahmen der Ersten Hilfe gleichermaßen versorgt.

Symptome:
- typische Situation: sitzende Person mit Atemnot,
- plötzlich eintretende Schmerzen in Brust, Hals, Bauch, Rücken oder linkem Arm,
- Beklemmungsgefühl in der Brust und Atemnot,
- blasse und kaltschweißige Haut,
- eventuell Bewusstseinsstörungen.

Maßnahmen:
- Sofort Notruf absetzen!
- den Betroffenen zur absoluten Ruhe auffordern,
- atemerleichternde Haltung (Oberkörper hoch lagern),
- einengende Kleidung öffnen,
- für Frischluftzufuhr sorgen,
- beruhigende Atemanweisungen geben.

Vorbeugung:
Herz-Kreislauf-Störungen sind nie ganz auszuschließen. Allerdings kann man den sogenannten Risikofaktoren vorbeugen:
- Ihr Herz freut sich über eine ausgewogene und nicht zu fettreiche Ernährung.
- Halten Sie Faktoren wie Rauchen, Stress und Übergewicht möglichst gering.
- Dosierte körperliche Aktivität hält Ihr Herz fit.
- Ab einem gewissen Alter sind jährliche Gesundheitschecks sinnvoll.

Expertengruppe Bewusstseinsstörungen (1)

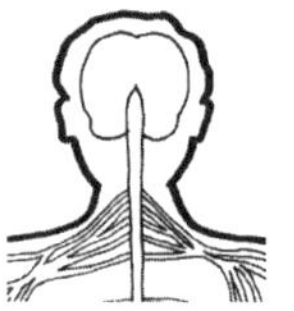

Kurzinformationen: Bewusstsein und Bewusstseinsstörungen

Was ist das Bewusstsein?

Unter Bewusstsein versteht man die Fähigkeit des Menschen, sich räumlich und zeitlich zu orientieren, auf Reize zu reagieren und auf Fragen zu antworten. Ein Mensch, der bei Bewusstsein ist, kann in der Regel Außenreize über die Sinnesorgane aufnehmen und ist in der Lage, geordnete Bewegungsabläufe auszuführen.

Bei Bewusstseinsstörungen leidet der Betroffene unter Kopfschmerzen, Übelkeit, Benommenheit und Erinnerungslücken. Kommt es zum vollständigen Aussetzen des Bewusstseins, spricht man vom Zustand der Bewusstlosigkeit. Einen bewusstlosen Menschen erkennen Sie daran, dass er weder ansprechbar ist noch auf Reize von außen reagiert. Außerdem ist die Muskulatur völlig erschlafft. Der Zustand ist vergleichbar mit einem Tiefschlaf, aus dem der Mensch nicht aufgeweckt werden kann.

Warum ist eine Bewusstlosigkeit so gefährlich?

Die größte Gefahr bei einer Bewusstlosigkeit besteht in der Verlegung der Atemwege. Aufgrund der erschlafften Muskulatur kann die Zunge zurücksinken und die Atemwege im Rachenraum verschließen. Erbrochenes, Blut, Speichel oder andere Fremdkörper können durch Anatmen und durch den fehlenden Hustenreflex in die Lungen geraten und zum Ersticken führen.

Ursachen von Bewusstseinsstörungen

- Gewalteinwirkungen auf den Kopf
  (z.B. durch einen Schlag oder Aufprall auf einen festen Gegenstand),
- Gefäßverschlüsse bzw. Gefäßverengungen im Gehirn (z.B. Schlaganfall),
- hirnbedingte Krampfanfälle (z.B. Epilepsie oder Fieberkrämpfe),
- Stoffwechselstörungen (z.B. der Nieren, der Leber oder durch Blutzuckerentgleisungen),
- Vergiftungen (z.B. durch Tabletten, Alkohol, Lebensmittel o.Ä.),
- Folgen durch Umwelteinflüsse (z.B. Hitzschlag, Sonnenstich, Unterkühlung o.Ä.).

Expertengruppe Bewusstseinsstörungen (2)

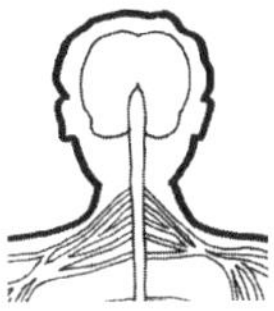

Kurzinformationen: Einzelthemen

I. Gewalteinwirkungen auf den Kopf

Durch eine direkte (z.B. Schlag) oder eine indirekte (z.B. Sturz oder Aufprall) Gewalteinwirkung auf den Kopf kann es zu Verletzungen im Schädel-Hirn-Bereich kommen. Folgen solcher Gewalteinwirkungen sind häufig Bewusstseinsstörungen oder die komplette Bewusstlosigkeit.

Symptome:

- Erinnerungslücken, kurzzeitiger Bewusstseinsschwund bis hin zur Bewusstlosigkeit,
- Kopfschmerzen und Schwindelgefühle,
- Übelkeit und Erbrechen.

Maßnahmen:

- bei Bewusstlosigkeit: stabile Seitenlage oder Atemspende;
- bei Bewusstseinsklarheit: Lagerung nach eigenem Wunsch, vorzugsweise mit leicht erhöhtem Oberkörper.
- Ob der Betroffene aufstehen darf, entscheidet der Arzt.
- Eine offene Wunde wird keimfrei bedeckt und mit einem Verband locker fixiert.

II. Hirnbedingte Krampfanfälle (Epilepsie)

Die Ursache von unkontrollierten Nervenimpulsen und unwillkürlichen Krampfanfällen liegt in einer Fehlfunktion im Gehirn begründet. Krampfanfälle können auf Körperregionen begrenzt sein oder aber den ganzen Körper betreffen.

Symptome während des Krampfanfalls:

- häufig »Initialschrei«,
- Bewusstseinsverlust und etwa 30-sekündige Muskelverkrampfung,
- anschließend bis zu drei Minuten dauernde Zuckungen,
- Zungenbiss, Einnässen, Schaumbildung vor dem Mund.

Symptome nach dem Krampfanfall:

- zeitliche und örtliche Orientierungslosigkeit,
- Bewusstseinsstörungen bei sich normalisierender Atmung,
- Müdigkeit und Nachschlafphase.

Maßnahmen:

- Sofort Notruf absetzen!
- Den Betroffenen vor Eigenverletzungen schützen (Entfernen scharfkantiger Gegenstände),
- krampfende Körperteile auf keinen Fall festhalten,
- nach der Krampfphase den bewusstlosen Patienten in die stabile Seitenlage bringen.

III. Schlaganfall

Bei einem Schlaganfall handelt es sich um eine Durchblutungsstörung des Gehirns. Diese tritt durch das Platzen eines Blutgefäßes oder durch ein Blutgerinsel auf, das sich in einer Arterie im Gehirn festgesetzt hat und die Sauerstoffzufuhr verstopft.

Symptome:

- Kopfschmerzen, Übelkeit, Erbrechen, Schwindelgefühle,
- körperliche Ausfall- oder Lähmungserscheinungen,
- Sehstörungen, Wortfindungs- oder Sprachprobleme,
- Bewusstseinsstörungen bis hin zum Herz-Kreislauf-Stillstand.

Maßnahmen:

- Sofort Notruf absetzen! Ständige Puls- und Atemkontrolle,
- bei vorhandenem Bewusstsein: Oberkörper hochlagern,
- beruhigen (das bewusste Erleben eines Schlaganfalls ist psychisch äußerst belastend).

Stammtischdiskussion

Kleingruppen mit max. 5 Teilnehmern

10 – 15 Minuten

kein Zusatzmaterial erforderlich, evtl. Musik im Hintergrund

Die Kleingruppen werden vom Trainer so im Raum bzw. in Nebenräume verteilt, dass ungestörte Gespräche und Diskussionen möglich sind. Jede Gruppe diskutiert das Thema Helmabnahme. Die Diskussionsteilnehmer jeder Kleingruppe sollen Gründe nennen und Einschränkungen und Bedingungen diskutieren, ob der Helm nach einem Motorradunfall abgenommen oder nicht abgenommen werden soll. Es werden jeweils 2 – 3 Pro- und Contra-Argumente von jeder Gruppe festgehalten.

Im Anschluss werden die Thesen und Ansichten der Diskussionsteilnehmer vorgestellt. Der Trainer moderiert und gibt ggf. fachliche Unterstützung.

Variante: Alternativ zum Thema Helmabnahme lassen sich auch Themen wie rechtliche Grundlagen für die Erste Hilfe oder die Frage nach dem Zeitpunkt der Beendigung einer Herz-Lungen-Wiederbelebung diskutieren.

Platz für eigene Notizen:

Die Reise beginnt

Gesamtgruppe bis max. 15 Teilnehmer

etwa 10 Minuten zzgl. Auswertung und Besprechung im Anschluss

eine Geschichte

Zum Einstieg in ein neues Thema kann es manchmal sinnvoll sein, die Teilnehmer bewusst in eine entspannte Situation zu führen, um deutlich zu machen, dass etwas Neues oder etwas Wichtiges beginnt.
Die Teilnehmer nehmen eine entspannte Haltung ein und schließen die Augen. Der Kursgestalter beginnt, seine Geschichte langsam und ruhig zu erzählen. Wichtig ist zum Ende der Geschichte, dass Sie als Kursgestalter darauf achten, den Übergang von Fantasie zur Realität bewusst zu gestalten, damit keine negativen Gefühle aus der Geschichte übertragen werden.

Die Eindrücke, Gefühle und Erlebnisse sollten unbedingt verarbeitet und zum Ausdruck gebracht werden können.

Beispiele für Fantasiereisen gibt es zur Genüge – auch solche, die thematisch zur Ersten Hilfe passen und eine gewisse Betroffenheit bei den Teilnehmern hervorrufen.

Verzichten Sie auf zu belastende, aufreibende oder blutige Geschichten!

Platz für eigene Notizen:

Biografie-Arbeit

Gesamtgruppe bis max. 15 Teilnehmer

je nach Text und Aufgabenstellung 15 Minuten, zzgl. Präsentation

Texte und Aufgabenstellungen

Erstellen Sie sich eine Sammlung biografischer Texte zu Themen der Ersten Hilfe. Viele Organisationen und Verbände stellen Ihnen gerne passendes Material zur Verfügung.

Formulieren Sie zu den Texten Fragen und lassen Sie diese in Gruppen-, Partner- oder Stationenarbeiten vorbereiten und präsentieren.

Mögliche Themen könnten sein:
Organspende, Schlaganfall, Herzinfarkt, Unfälle im Straßenverkehr

Platz für eigene Notizen:

Tischtuchprotokoll

Gesamtgruppe bis max. 15 Teilnehmer

20–30 Minuten

weiße Papiertischtücher für die Teilnehmertische, Stifte in verschiedenen Farben oder Wachsmalkreiden

Alle Tische werden mit weißen Papiertischdecken abgedeckt. Außerdem werden die Teilnehmer mit Stiften oder Wachsmalkreide ausgestattet. Anschließend bekommen die Teilnehmer eine Aufgabe formuliert, die sie gemeinsam in der Tischgruppe bearbeiten können. Die Ergebnisse werden in Form von Skizzen, Bildern, Mindmaps, Aufzählungen, Landkarten direkt auf den Tischdecken festgehalten. Der Kreativität der Teilnehmer sollten dabei keine Grenzen gesetzt sein. Wenn die Arbeitsphase abgeschlossen ist, können die Tischdecken im Raum präsentiert werden.

Mögliche Aufgabenstellung zum Einstieg in ein Thema oder ins Seminar:
»Sammeln Sie Notfälle, die Sie sich in Ihrem Arbeitsalltag vorstellen können und überlegen Sie, ob Ihnen zu den Situationen bereits Maßnahmen einfallen!«

Oder zum Seminarende:
»Fassen Sie alle Themen und Ankerbegriffe zusammen und ordnen Sie diesen die wichtigsten Aussagen zu, die Ihnen noch einfallen.«

Besonders einladend sieht der Raum aus, wenn Sie die Tische zusätzlich mit einer kleinen Blume oder einer Kerze dekorieren.

Methoden zur Wiederholung und Festigung

Stationenarbeit

Gesamtgruppe

20 – 30 Minuten

Sämtliches Material des Erste-Hilfe-Kurses, Stationenkarten mit Aufgaben, evtl. Texte und Musik

Im Unterrichtsraum werden vier verschiedene Stationen aufgebaut. An jeder Station liegen eine Beschreibung sowie die dazu notwendigen Unterrichtsmittel (s. nachfolgende Kopiervorlagen). Alle Teilnehmer haben während der Arbeitsphase die Möglichkeit, sich noch einmal mit den Inhalten und Übungen des Kurses nach eigenem Wunsch zu befassen. Der Trainer leitet die Stationenarbeit ein, indem er die Aufgaben vorstellt, die Regeln erklärt und den zeitlichen Rahmen vorgibt. Er steht zur Beratung oder zur Klärung von Fragen bereit.

- Station 1:
  Herz-Lungen-Wiederbelebung,
- Station 2:
  Helmabnahme und stabile Seitenlage,
- Station 3:
  Inhalte des Verbandkastens,
  Übung Druckverband,
- Station 4:
  Rätsel, Spiele und Informationen rund um die Erste Hilfe.

Regeln:

- Alle Teilnehmer beschäftigen sich mit mindestens zwei Stationen.
- Kein Teilnehmer soll andere Teilnehmer stören.
- An jeder Station halten sich etwa gleich viele Teilnehmer auf.
- Jeder Teilnehmer wechselt mindestens einmal die Station.

Tipp: Als Informationen für Station 4 eignen sich Broschüren und Flyer z.B. von Krankenkassen zu den Themen Alkohol-, Drogen- und Spielsucht. Weiterhin interessant sind Informationen zu den Themen Organspende, AIDS und Schlaganfall. Bezugsquellen: Bundeszentrale für gesundheitliche Aufklärung (www.bzga.de) oder Arbeitskreis Organspende (www.akos.de). Ebenfalls thematisiert können werden: Sportverletzungen und Kindernotfälle. Informationen hierzu gibt es von örtlichen Kinderärzten oder beim Sportkrankenhaus Hellersen (www.sportkrankenhaus.de).

Platz für eigene Notizen:

Station 1

Auf der Decke liegen zwei Phantome,
die darauf warten, wiederbelebt zu werden!

Sie können entweder die **Einhelfermethode** anwenden
oder mit jemand anderem zusammen die **Zweihelfermethode.**

Zur Erinnerung:

Herzdruckmassage	–	Atemspende
30	–	2

Station 2

Auf der Decke liegt ein Helm.
Üben Sie zu dritt die Helmabnahme!

Da der Helm in der Regel nur einem
bewusstlosen Verletzten abgenommen wird,
ist es sinnvoll, den Verletzten direkt im Anschluss an die
Helmabnahme in die stabile Seitenlage zu bringen.

Station 3

Durchstöbern Sie den Verbandkasten in aller Ruhe.
Im Ernstfall sind Sie froh, wenn Sie wissen, was sich darin befindet.

Außerdem liegt genügend Verbandmaterial aus,
sodass Sie zusammen mit einem Partner den
Druckverband nochmals üben können.

Station 4

Es liegen verschiedene Rätsel und Spiele aus. Viel Spaß damit.

Außerdem bietet Ihnen das ausliegende Informationsmaterial
die Möglichkeit, die Sachverhalte nachzulesen,
die Sie entweder nicht richtig verstanden haben
oder über die Sie weitere Informationen haben möchten.

Rollenspiele

Platz für eigene Notizen:

Gesamtgruppe

5 – 20 Minuten

Rollenspielkarten, Erste-Hilfe-Material, evtl. Musik im Hintergrund

Die Teilnehmer sitzen im Plenum. Der Trainer verteilt nach und nach Rollenspielkarten (s. nachfolgende Kopiervorlagen).
Auf den einzelnen Rollenspielkarten wird je ein Notfall beschrieben. Zusätzlich erhält der Darsteller Tipps zur Gestaltung der Situation. Nach dem Durchlesen soll der Teilnehmer anhand der Karte die Aufgabe umsetzen und den Notfall »nachspielen«. Die übrigen Teilnehmer besprechen die dargestellte Aktion und versuchen helfend einzugreifen. Anschließend wird der Notfall sowohl aus der Sicht des Darstellers als auch aus Teilnehmerperspektive besprochen. Der Trainer bleibt passiv im Hintergrund und ergänzt nur, wenn er gefragt wird.

Hinweis: Die Rollenspielkarten »LSM« beziehen sich auf die Inhalte des Seminars Lebensrettende Sofortmaßnahmen am Unfallort; die Rollenspielkarten »EH« basieren auf den Inhalten des Seminars Erste Hilfe.

Rollenspielkarten Lebensrettende Sofortmaßnahmen am Unfallort

Rollenspielkarte LSM 1

INFO:
Gut gelaunt rennen Sie die frisch geputzte Treppe hinunter. Dabei rutschen Sie auf einer Stufe ab und fallen. Hilflos bleiben Sie liegen.

DARSTELLERTIPP:
Sie haben einen großen Schreck bekommen, spüren aber zunächst keine weiteren Verletzungen. Durch den Schreck sind Sie aufgeregt und können sich überhaupt nicht vorstellen, wie so etwas geschehen konnte. Aufgrund des Sturzes sind Sie nicht in der Lage, von selbst aufzustehen, und sind froh über helfende Personen.

Rollenspielkarte LSM 2

INFO:
Bei nasser Straße muss der vor Ihnen fahrende Wagen plötzlich stark bremsen. Als Sie ebenfalls bremsen, rutschen Sie dem Vordermann ins Auto. Nach dem Aufprall haben Sie Schmerzen im Bein.

DARSTELLERTIPP:
Sie haben einen großen Schreck und das Gefühl, Ihre Beine nicht mehr bewegen zu können. Durch den Schmerz haben Sie große Angst und beginnen zu zittern und zu frieren. Sie sind unsicher, weil Sie Angst vor weiteren Folgen (Brand, Explosion usw.) haben und sind froh über jede Hilfe.

Rollenspielkarte LSM 3

INFO:
Nach einem langen Waldlauf brechen Sie bewusstlos zusammen und liegen regungslos auf dem Boden.

DARSTELLERTIPP:
Sie reagieren nicht auf Ansprechen und Anfassen durch einen Helfer. Sie liegen bewegungslos und schlaff auf dem Boden. Atmen Sie weiter und versuchen Sie nicht, die Luft anzuhalten. Sollte Ihnen jemand die Beine anheben, kommen Sie langsam wieder zu sich.

Rollenspielkarte LSM 4

INFO:
Bei der Arbeit sind Sie mit Ihrem Messer abgerutscht und haben eine stark blutende Wunde am Unterarm.

DARSTELLERTIPP:
Sie sind erschrocken, spüren aber zunächst keine Schmerzen und sehen nur die Wunde am Arm. Sie versuchen, die Wunde mit Ihrer Hand durch Zuhalten irgendwie zu schützen.
Sie beginnen zu frieren. Nach einiger Zeit spüren Sie ein unsicheres Schwindelgefühl.

Rollenspielkarte LSM 5

INFO:
Sie sind mit Ihrem Motorrad unterwegs und kommen in einer Kurve bei hoher Geschwindigkeit ins Schleudern und stürzen. Regungslos bleiben Sie neben Ihrem Motorrad liegen.

DARSTELLERTIPP:
Sie reagieren nicht auf Ansprechen und Anfassen durch einen Helfer. Stattdessen liegen Sie regungslos und schlaff auf dem Boden. Atmen Sie weiter und versuchen Sie nicht, die Luft anzuhalten. Auch durch weitere Hilfe sind Sie nicht aufzuwecken.

Rollenspielkarte LSM 6

INFO:
Sie wollen mit dem Fahrrad von der Straße auf den Bürgersteig wechseln. An der Kante rutschen Sie mit dem Reifen ab und fallen auf die Fahrbahn. Dabei ziehen Sie sich eine blutende Verletzung am Kopf zu.

DARSTELLERTIPP:
Sie liegen leicht benommen auf der Straße und haben starke Schmerzen am Kopf und an den Beinen. Sie spüren, dass Ihnen Blut über das Gesicht rinnt. Sie haben Angst vor dem nachfolgenden Verkehr, können sich aber selbst nicht retten.

Rollenspielkarte LSM 7

INFO:
Während eines Volleyballspiels bekommen Sie einen geschmetterten Ball mit voller Wucht ins Gesicht. Sie fallen hin und sind kurzzeitig bewusstlos. Als Sie wieder wach werden, bluten Sie stark aus der Nase.

DARSTELLERTIPP:
Sie reagieren benommen auf Ansprechen und wissen nur noch, dass Sie vom Ball getroffen wurden. Sie halten die Hand vor Ihr Gesicht, weil die Nase stark blutet. Sie spüren ein Druckgefühl im Kopf, jedoch keine Übelkeit.

Rollenspielkarte LSM 8

INFO:
Sie werden Zeuge eines Auffahrunfalls auf der Autobahn. Die Unfallwagen blockieren eine Fahrspur. Die Insassen scheinen unverletzt. Nach und nach halten mehrere Autofahrer an.

DARSTELLERTIPP:
Sie beauftragen einen Passanten, die Unfallstelle abzusichern. Sie drücken ihm hierzu Ihr Warndreieck in die Hand. Um sich nicht selbst in Gefahr zu bringen, retten Sie die Verletzten aus der Gefahrenzone. Beruhigen Sie die Verletzten. Setzen Sie den Notruf ab.

Rollenspielkarte EH 1

Info:
Bei Routinearbeiten an der Drehbank löst sich ein Metallspan und verletzt Sie am Arm. Da Sie keine Schutzbekleidung trugen, konnte sich der Span in den Arm bohren und steckt dort fest. Es sickert nur wenig Blut aus der Wunde.

Darstellertipp:
Sie halten sich den verletzten Arm und suchen unruhig jemanden, der Ihnen helfen kann. Der Schmerz ist unangenehm, die Blutung jedoch nicht stark. Sie machen sich Sorgen wegen des herausragenden Fremdkörpers.

Rollenspielkarte EH 2

Info:
Beim Fußballspielen stoßen Sie und Ihr Gegenspieler während eines Kopfballduells mit den Köpfen zusammen. Benommen liegen Sie auf dem Sportplatz.

Darstellertipp:
Sie reagieren auf Ansprechen und können sich mit den Betreuern unterhalten, wissen jedoch nicht ganz genau, was passiert ist. Sie halten sich den Kopf und bemerken Blut an Ihren Fingern. Sie beginnen zu frieren, da Sie auf dem kalten Boden sitzen müssen, und klagen über leichte Übelkeit.

Rollenspielkarte EH 3

Info:
Während Sie das Essen zubereiten, schneiden Sie sich mit dem Messer in die Fingerkuppe. Sofort beginnt es zu bluten.

Darstellertipp:
Mit schmerzverzerrtem Gesicht halten Sie sich den Finger und schauen ihn an, obwohl Sie eigentlich kein Blut sehen können. Sie sind froh, als Ihnen geholfen wird und der Schmerz etwas nachlässt.

Rollenspielkarte EH 4

Info:
Sie spielen in Ihrer Freizeit Volleyball. Nach dem Blocken landen Sie auf dem Fuß Ihres Mitspielers und knicken dabei um.

Darstellertipp:
Sie sind erschrocken und haben starke Schmerzen am verletzten Fuß, besonders wenn man die Stelle berührt. Sie haben Angst, den Fuß zu bewegen. Sie beginnen zu frieren und klagen über eine leichte Übelkeit.

Rollenspielkarte EH 5

Info:
Nachts werden Sie plötzlich wach und haben Herz-Kreislauf-Beschwerden. Die starken Schmerzen in der Brust strahlen bis in den linken Arm aus.

Darstellertipp:
Sie fassen sich mit der rechten Hand an die Brust und klagen über stechende Schmerzen. Sie geraten in Panik, weil Sie sich nicht mehr bewegen können und haben große Angst. Das Atmen fällt Ihnen schwer und Sie atmen schneller als normal.

Rollenspielkarte EH 6

Info:
Nach einer Party sind Sie angetrunken im Freien eingeschlafen und haben eine Unterkühlung erlitten. Frierend liegen Sie auf dem Boden.

Darstellertipp:
Sie zittern an Armen und Beinen und beschweren sich über die Kälte. Sie sind müde und reagieren mit etwas Verzögerung. Sie können sich nicht richtig bewegen und erinnern sich nicht, warum Sie auf dem Boden liegen. Ihre Hände und Füße schmerzen vor Kälte.

Rollenspielkarte EH 7

Info:
Als Sie eine Schale mit Lasagne aus dem Backofen nehmen wollen, berühren Sie mit der Hand die Heizstäbe des Herdes und ziehen sich starke Verbrennungen am Handrücken zu.

Darstellertipp:
Sie halten die verbrannte Hand mit der anderen fest und sehen Brandbläschen auf dem Handrücken. Sie haben starke Schmerzen an der verbrannten Körperstelle. Durch eine Kaltwasseranwendung lassen die Schmerzen etwas nach.

Rollenspielkarte EH 8

Info:
Sie erleiden einen Krampfanfall und zucken auf dem Boden liegend unkontrolliert mit den Armen und Beinen.

Darstellertipp:
Sie zucken mit Armen und Beinen sowie dem Kopf (VORSICHT!) schnell und unkontrolliert. Während des Krampfes sind Sie nicht ansprechbar. Nach dem Krampf bleiben Sie ruhig liegen und reagieren vorsichtig auf Ansprechen. Sie sind froh, dass Hilfe da ist und wissen nicht genau, was passiert ist.

Abschlusstest

Kleingruppen mit 3 – 6 Teilnehmern

15 Minuten

Abschlusstest, Stifte, evtl. Musik im Hintergrund

Jede Kleingruppe bekommt einen Test zur Bearbeitung (Beispieltest s. nachfolgede Kopiervorlage). Nach Beendigung der Arbeitsphase gibt jede Kleingruppe ihr Arbeitsblatt an eine andere Gruppe weiter. Diese soll nun die Antworten überprüfen. Parallel dazu geht der Trainer jede Aufgabe durch und bespricht mit dem Plenum die richtige Antwort.

Platz für eigene Notizen:

Abschlusstest

1. Wie lautet Ihrer Meinung nach die wichtigste Sofortmaßnahme am Unfallort? Begründen Sie Ihre Aussage!

____

____

2. Was soll beim Retten aus dem Gefahrenbereich durch den Rettungsgriff nach Möglichkeit vermieden werden?

- ☐ weitere Verletzungen
- ☐ das Wecken einer bewusstlosen Person
- ☐ die Ansteckungsgefahr

3. Nennen Sie die Gefahren der Bewusstlosigkeit:

____

____

4. Nennen Sie mindestens zwei Möglichkeiten der Atemspende:

Mund-zu- ____________, **Mund-zu-** ____________

5. Welcher Rhythmus muss bei der Herz-Lungen-Wiederbelebung eingehalten werden?

☐ 5:1 ☐ 15:2 ☐ 30:2

6. Ordnen Sie zu (⟶)

Zustand	**Maßnahme**
1. bewusstlos, allgemeine Lebenszeichen vorhanden	a. stabile Seitenlage
2. bei Bewusstsein, allgemeine Lebenszeichen vorhanden	b. HLW
3. bewusstlos, allgemeine Lebenszeichen fehlen	c. betreuen, beruhigen

7. Sie finden nach einem Unfall einen bewusstlosen Motorradfahrer vor. Warum muss in einer solchen Situation der Helm auf jeden Fall abgenommen werden? Nennen Sie drei Gründe!

____

____

____

8. Wie wird eine stark blutende Wunde am Arm oder am Bein richtig versorgt?

- ☐ durch einen oder mehrere Verbände
- ☐ durch Abbinden und Abdecken der Wunde
- ☐ durch Hochhalten, Abdrücken und Anlegen eines Druckverbandes

9. Nennen Sie drei Anzeichen eines Volumenmangelschocks und geben Sie die zu ergreifenden Maßnahmen an!

10. Wie wird eine Person mit einem Volumenmangelschock richtig gelagert?

- ☐ in der stabilen Seitenlage
- ☐ mit aufrechtem Oberkörper, um die Atmung zu erleichtern
- ☐ in Rückenlage mit hoch gelagerten Beinen

11. Welche 5 Ws sind beim Absetzen des Notrufs zu beachten?

____

____

____

S+K Stumpf+Kossendey Verlag

Top-Acts

Gesamtgruppe

5 Minuten

Moderationskärtchen, Stifte, Softball

Jeder Teilnehmer fasst seine persönlichen Gedanken zum Seminar in drei Eigenschaftsworten zusammen, den sogenannten Top-Acts (Bsp.: »lustig, einfallsreich, hilfreich«) und notiert diese auf seiner Moderationskarte. Wenn alle ihre Top-Acts aufgeschrieben haben, beginnt ein Teilnehmer, seine Eigenschaften vorzustellen. Durch Zuwerfen des Softballs wird nun der nächste Teilnehmer bestimmt, bis alle einmal an der Reihe waren.

Tipp: Die Methode eignet sich besonders bei großen Gruppen, wenn möglichst viele zu Wort kommen sollen und es dennoch schnell gehen muss.

Platz für eigene Notizen:

Was ist passiert?

3–5 Teilnehmer

pro Teilnehmer etwa 5 Minuten

laminierte Karten oder Namensschilder in Form von Tischaufstellern

Ein Teilnehmer setzt sich vor die Gruppe an einen Tisch. Vor ihn wird ein Schild gestellt, auf dem ein Krankheitsbild oder eine Notfallsituation aus dem bisherigen Seminar steht. Durch Fragen, die nur mit „Ja", „Nein" oder „Weiß nicht" beantwortet werden, versucht der Teilnehmer herauszufinden, was auf seiner Karte steht.

Platz für eigene Notizen:

Abfrage mit Aktion

Gesamtgruppe bis max. 15 Teilnehmer

20–30 Minuten

Pinnwandkarten

Es gibt drei Kartenstapel: Testkarten, Aktionskarten, Namenskarten. Wer eine Frage nicht richtig beantworten kann, muss eine Aktion ausführen.

Der Kursgestalter spielt den Quizmaster dieses Spiels zur Wiederholung und Vertiefung der Seminarinhalte. Er zieht vom Namensstapel die oberste Karte und liest den Teilnehmer vor, der als nächstes an der Reihe ist. Dann zieht er eine Testkarte und liest die Frage vor. Wird die Frage richtig beantwortet, erhält der Teilnehmer die Karte. Wenn die Frage nicht richtig beantwortet wird, zieht der Teilnehmer eine Aktionskarte und muss die darauf stehende Anweisung durchführen.

Die Testkarten sollten Fragen zu den Inhalten des Erste-Hilfe-Kurses enthalten. Auf den Aktionskarten kann z.B. stehen:

- ▶ Lieblingswitz erzählen
- ▶ drei Teilnehmern ein Kompliment machen
- ▶ Jodeln
- ▶ ein Gedicht aufsagen oder schreiben.

Achten Sie darauf, dass die Aktionen niemanden verletzen oder bloßstellen. Sie sollen einfach Spaß machen.

Variation: Denkbar ist das Spiel natürlich auch als Teamspiel mit zwei oder drei Mannschaften, die gegeneinander antreten.

Schnitzeljagd

Kleingruppen mit jeweils 3–5 Teilnehmern

20 Minuten

laminierte Karten am besten im Format DIN lang oder DIN A5 mit Aufgabenstellung, Blätter zum Schreiben, Stifte

Stellen Sie Teams mit jeweils 3–5 Teammitgliedern zusammen. Jedes Team erhält eine Karte mit 20 Fragen oder 20 Info-»Schnitzeln«, die in einer vorgegebenen Zeit beantwortet werden müssen.

Variation: Jedes Team erhält eine Karte mit 20 Info-Schnitzeln (unvollständigen Sätzen und Behauptungen), die in einer vorgegebenen Zeit ergänzt werden sollen.

Sie erstellen 20 Frage- und 20 Schnitzel-Karten, mischen diese und legen diese auf einen Stapel. Im Wechsel beantwortet jeder Teilnehmer oder jedes Team die Aufgabenstellungen.

Platz für eigene Notizen:

Methoden zur Evaluation und Reflexion von Seminaren

Stimmungsbarometer

Gesamtgruppe

5 Minuten

Stimmungsbilder oder -kärtchen, Klebepunkte oder Stifte

Der Trainer hängt die Stimmungsbilder im Raum auf oder malt sie auf das Flipchart (s. nachfolgende Kopiervorlage). Die Teilnehmer kleben beim Verlassen des Raumes ihre Punkte zu dem Gesicht, das ihre Befindlichkeit ausdrückt. Anstelle von Klebepunkten können auch Punkte gemalt werden.

Der Trainer sollte bei der Wertung der Teilnehmer nicht hinsehen. Rechtfertigungen der Teilnehmer werden nicht verlangt.

Platz für eigene Notizen:

Wie fühlen Sie sich im Moment?

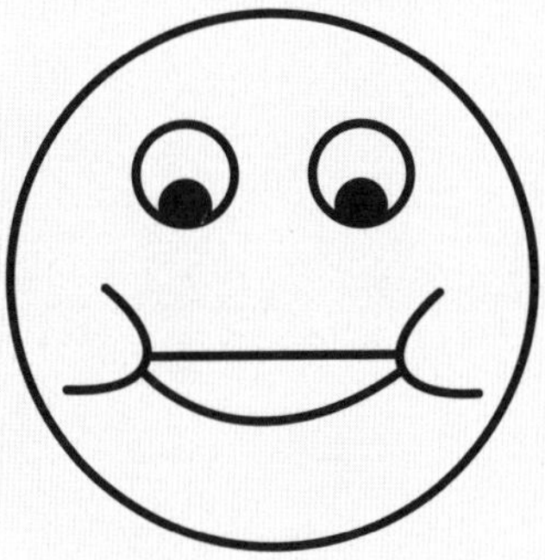

sehr gut

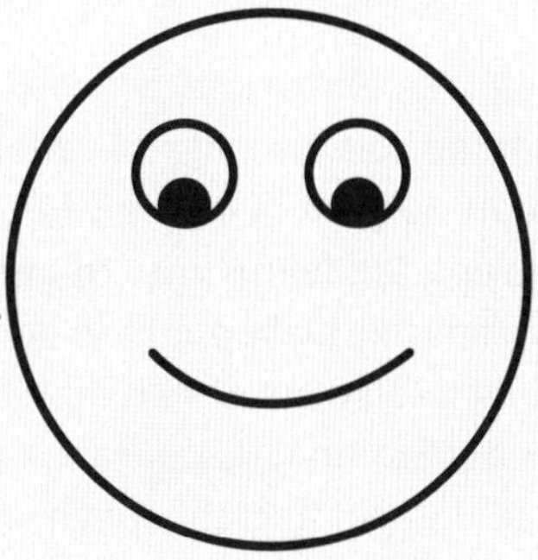

gut

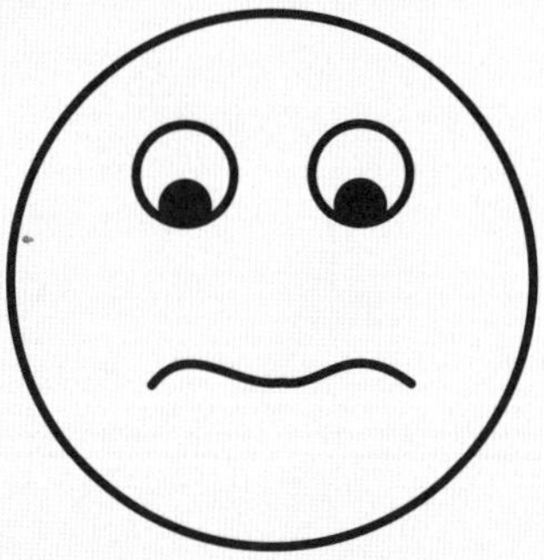

nicht so gut

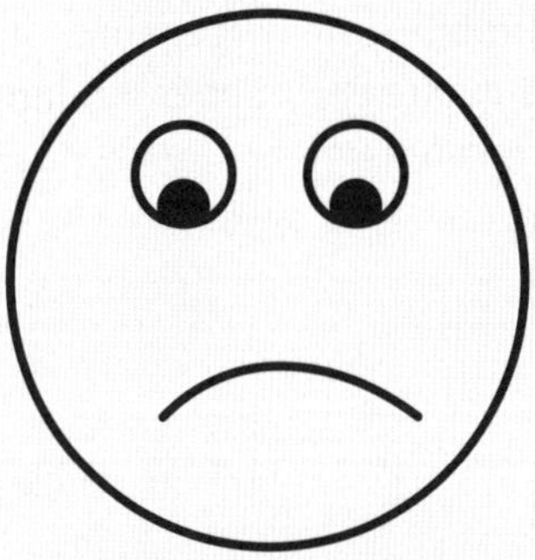

schlecht

Skalen-Feedback

Platz für eigene Notizen:

Einzelarbeit

5 – 10 Minuten

Flipchart, Stifte, evtl. Klebepunkte, vorbereitete Skalen

Die Skalen werden vom Trainer entweder auf das Flipchart aufgemalt oder als fertige Vorlage ausgelegt. Die Teilnehmer tragen ihre Befindlichkeit mit Klebepunkten oder Kreuzchen in die Skalen ein. Durch den Einsatz laufender Skalen wird eine Meinungspolarisierung auf ausschließlich »Ja« oder »Nein« vermieden und es kommt zu Abstufungen.

Tipp: Wählt man die Skaleneinstellung so, dass keine mittlere Stufe vorgegeben ist, wird die sogenannte Flucht oder Tendenz zur Mitte vermieden.

Bewertungsskalen							
Inhaltliche Fragestellungen:							
Im Ernstfall bin ich fähig zu helfen.	**stimmt nicht**	**-2**	**-1**	**0**	**1**	**2**	**stimmt**
Die wichtigsten Sofortmaßnahmen habe ich verstanden und kann sie umsetzen.	**stimmt nicht**	**-2**	**-1**	**0**	**1**	**2**	**stimmt**
Fragen zum Seminarverlauf:							
Der Kurs brachte mir persönlich …	**viel**	**-2**	**-1**	**0**	**1**	**2**	**nichts**
Die Kursinhalte waren für mich …	**ganz neu**	**-2**	**-1**	**0**	**1**	**2**	**gänzlich bekannt**
Ich fühle mich jetzt …	**0**	______					**100**
Meine Stimmung ist …	**mies**	**-2**	**-1**	**0**	**1**	**2**	**super**

Abb. 9 ▶ Beispiele für Bewertungsskalen

Seminar-Feedback

Einzelarbeit

5 – 10 Minuten

Fragebögen, Stifte

Die Teilnehmer erhalten einen Rückmeldebogen (s. nachfolgende Kopiervorlage), mit dem sie zu den vorgegebenen Fragen durch Ankreuzen Stellung beziehen sollen. Gerade in Bezug auf die Eigenwahrnehmung ist der unregelmäßige Einsatz eines solchen Rückmeldeformulars hilfreich, da der Trainer ansonsten eher selten die Möglichkeit erhält, seine Wirkung nach außen zu reflektieren. Der Rückmeldebogen wird anonym ausgefüllt. Vorteil des anonymen Feedbacks: freies Ausfüllen ohne Angst vor negativen Folgen.

Anregung zum Einsatz der Methode: Die Methode des Seminar-Feedbacks muss nicht zwangsläufig erst zum Ende eingesetzt werden, sondern kann durchaus auch während des Kursverlaufs ihren Platz finden, da so unter Umständen Veränderungen von Einstellungen, Verhaltens- oder Sichtweisen usw. möglich sind.

Platz für eigene Notizen:

S+K
Stumpf+Kossendey
Verlag

Seminar-Feedback

Seminar: ○ **Erste Hilfe** ○ **Erste-Hilfe-Training** ○ **Sofortmaßnahmen am Unfallort**

Trainer: ______________________ Datum: ____________

... zum Inhalt	**trifft nicht zu**				**trifft zu**
Die Lernziele sind deutlich gemacht worden.	-2	-1	0	1	2
Der rote Faden war erkennbar.	-2	-1	0	1	2
Ein Bezug zur Praxis wurde hergestellt.	-2	-1	0	1	2
Schwierige Themen wurden durch konkrete Beispiele erläutert.	-2	-1	0	1	2

Hinsichtlich meiner Vorkenntnisse fühlte ich mich im Seminar:
○ eher unterfordert ○ ausreichend gefordert ○ eher überfordert

... zum Trainer					
Der Trainer hat den Stoff lebendig und verständlich dargestellt.	-2	-1	0	1	2
Das Seminar war interessant und abwechslungsreich gestaltet.	-2	-1	0	1	2
Es wurden ausreichende Arbeitsmaterialien eingesetzt.	-2	-1	0	1	2
Mein Interesse an der Ersten Hilfe wurde gefördert.	-2	-1	0	1	2

Wie würden Sie den Trainer beschreiben?

○ freundlich	○ aufmunternd	○ geduldig	○ tolerant
○ lebendig	○ kompetent	○ kumpelhaft	○ motivierend
○ ausgeglichen	○ lustig	○ lässig	○ engagiert

eigene Beschreibung: ______________________

... zur Organisation					
Wie zufrieden waren Sie mit den Räumlichkeiten?	-2	-1	0	1	2
Wie zufrieden waren Sie mit der Seminardauer?	-2	-1	0	1	2
Wie zufrieden waren Sie mit der Größe der Gruppe (TN:_____)?	-2	-1	0	1	2

... Gesamtbeurteilung					
Meine Erwartungen bzgl. des Seminars wurden erfüllt.	-2	-1	0	1	2
Ich kann die Inhalte im Alltag bestimmt gut gebrauchen.	-2	-1	0	1	2
Insgesamt beurteile ich das Seminar:	-2	-1	0	1	2

Sonstige Anmerkungen, Lob, Verbesserungsvorschläge ...

____

____

Papierkorb und Reisetasche

Gesamtgruppe

10 – 15 Minuten

Papierkorb und Reisetasche

Ein Papierkorb und eine Reisetasche werden in die Raummitte gestellt. Die Teilnehmer sollen entscheiden, welche Seminarinhalte einerseits so wichtig waren, dass sie in der Reisetasche immer »griffbereit« ganz oben liegen, also auf jeden Fall in Erinnerung bleiben sollten, und was andererseits unnötig war, so dass es am besten sofort in den Papierkorb »geworfen« werden kann.

Der Trainer leitet die Reflexionsphase im Plenum ein, indem er die Reisetasche und den Papierkorb in die Raummitte stellt. Durch ein einfaches Beispiel erläutert er die Vorgehensweise: »In den Papierkorb werfe ich... in die Reisetasche lege ich... «. Anschließend fordert er die Teilnehmer auf, zu überlegen, was sie persönlich als besonders wertvoll empfunden und was sie für unnötig gehalten haben. Jeder Teilnehmer zählt der Reihe nach die Dinge auf, die in den Papierkorb bzw. in die Reisetasche kommen.

Platz für eigene Notizen:

Tageskritik

Gesamtgruppe

5 – 10 Minuten

Flipchart, Stifte, Karten in drei Farben, Klebestreifen

Die Teilnehmer sollen rückblickend auf das Seminar oder auf einen bestimmten Kursabschnitt positive und negative Elemente sowie Alternativvorschläge für die Zukunft notieren. Dabei benutzen sie den Vorgaben entsprechend drei verschiedene Kartenfarben (Beispiel: positiv = grün, negativ = rot, alternativ = gelb).

Die Karten werden eingesammelt und in einer Pause strukturiert und gruppiert. Je nach Zeit kann sich eine Diskussion anschließen.

Als Erinnerungshilfe empfiehlt es sich, zuvor nochmals die Inhalte bzw. den Ablauf aufzulisten.

Platz für eigene Notizen:

»Ich muss dann mal los«

Gesamtgruppe bis max. 15 Teilnehmer

Pro Teilnehmer etwa 2-3 Minuten

keines

Die Teilnehmer stellen sich vor, sie würden sich zu Hause von ihrem Partner, ihrer Partnerin oder Freunden verabschieden. Dabei teilen sie ihnen kurz mit, wie es ihnen bei dem Gedanken geht, nun ins Seminar zu müssen. Wie es denn wohl werden wird und was gemacht wird.

Nachdem die Teilnehmer ein paar Minuten zum Nachdenken hatten, was sie wohl sagen würden, darf jeder seine Gedanken vor der Gruppe zum Ausdruck bringen.

Die Alternative zum Seminarende heißt: »Ich bin wieder zurück!«
Stellen Sie sich vor, Sie kommen nach dem Seminar nach Hause und erzählen ihrem Partner, ihrer Partnerin oder Freunden, wie es war.

Oder: Sie liegen abends im Bett und denken vor dem Einschlafen nochmals kurz über das Seminar nach. Wie war es?

Platz für eigene Notizen:

Ein Bild findet mich

Gesamtgruppe bis max. 15 Teilnehmer

etwa 15 Minuten

Kartei mit großen, laminierten Bildern (mindestens im DIN-A5-Format)

Die Bilder werden für jeden gut sichtbar auf dem Boden oder auf den Tischen ausgelegt. Jeder Teilnehmer sucht sich innerhalb einer Minute ein Bild aus, das ihm etwas zur Vorgabe des Kursgestalters sagt, bzw. ihn zur Vorgabe besonders anspricht.

Vorgaben können z.B. sein: »Wählen Sie ein Bild, das etwas aussagt über...
...Sie.«
...Ihre derzeitige Stimmung.«
...Ihre Erwartungen an das Seminars.«

Es sollten mindestens doppelt so viele Bilder wie Teilnehmer ausliegen. Erst wenn jeder sich für »sein« Bild entschieden hat, darf man das Bild in die Hand nehmen.

Alternativ zu den Bildern können Sie auch eine Sammlung von Gegenständen aus dem Erste-Hilfe-Bereich mitbringen und auf dem Boden ausbreiten. Ein dunkles Samttuch als Unterlage verleiht den Gegenständen einen Hauch von »Würde«.

Platz für eigene Notizen:

Methoden zur Gestaltung von Pausen und Übergängen

Monotone Beschäftigungen, reduzierte Wahrnehmungsmöglichkeiten und wenig Bewegung für Körper und Geist lassen unsere allgemeine Aufmerksamkeit schon nach kurzer Zeit deutlich schwinden. In Erste-Hilfe-Seminaren, in denen die Sinneswahrnehmung der Teilnehmer im Wesentlichen auf Hören und Sehen (der Inhalte) begrenzt ist, gewinnen Pausen in jedweder Form und abwechslungsreiche Übergänge von einem Lernzyklus zum nächsten große Bedeutung für den individuellen Lernerfolg.

Eine Aufmerksamkeitsunterbrechung von einigen Sekunden kennen wir alle, wenn wir während eines Seminars kurz aus dem Fenster blicken oder unsere Gedanken schweifen lassen. Aktive Pausen, die durch den Trainer eingeleitet werden, dauern etwa 5 – 10 Minuten. Sie dienen dazu, die Aufmerksamkeit bewusst vom Unterrichtsgeschehen abzulenken sowie die Bewegung und Durchblutung zu fördern. Sinnvoll ist es zudem, andere Sinne anzusprechen, um anschließend wieder die volle Aufmerksamkeit auf den Unterricht zu lenken. Größere Pausen (mindestens 20 Minuten) sollten spätestens alle zwei Stunden das Seminar unterbrechen.

Die hier vorgestellten Methoden für aktive Pausen und Übergänge beinhalten spielerische Beschäftigungsmöglichkeiten rund um das Thema Erste Hilfe. Allen Rätseln und Spielformen ist gemein, dass die Selbsttätigkeit und der Austausch der Teilnehmer untereinander angeregt werden und der »Transport« der Lerngegenstände durch Spiel und Spaß die selektive Aufmerksamkeit fördert.

Was passt nicht?

Einzelarbeit oder Kleingruppen mit jeweils 3 – 5 Teilnehmern

5 – 10 Minuten

pro Teilnehmer oder Kleingruppe eine Spielkarte

Jeder Teilnehmer bekommt eine Spielkarte mit fünf Begriffen (s. nachfolgende Kopiervorlage). Einer dieser Begriffe passt nicht in die Reihe, da er keine Gemeinsamkeiten mit den anderen vier aufweist. Dieser falsche Begriff soll mit Erklärung herausgefunden werden.

Lösungen::

1. *Trost spenden*
   Alle anderen sind eventuelle Maßnahmen bei Bewusstlosigkeit oder Kreislaufstörung.

2. *Muskelfaserriss*
   Alle anderen sind mögliche Ursachen von Bewusstlosigkeit.

3. *Abbinden*
   Alle anderen sind Maßnahmen zur Stillung von Blutungen.

4. *Wer?*
   Alle anderen sind erforderliche Notruf-Antworten im Rahmen der »Ws«.

5. *Langsamer Puls*
   Zu den Zeichen eines Schocks gehört ein schneller, flacher Puls.

6. *Feuerlöscher*
   Alle anderen sind Hilfsmittel zum Absichern der Unfallstelle.

7. *Schocklage*
   Falsche Maßnahme bei Bewusstlosigkeit eines Motorradfahrers.

8. *Mund-zu-Nase+Nase*
   Ist keine Beatmungstechnik.

9. *hinunter knien*
   Alle anderen Antworten sind »No-Go's« der psychischen Ersten Hilfe.

10. *Brüche schienen*
    Ist keine Maßnahme, die der Ersten Hilfe zugeordnet werden kann.

11. *Operation*
    Ist kein Bestandteil der Rettungskette.

12. *Kniescheibe*
    Ist keine Stelle, an der der Puls fühlbar ist.

Platz für eigene Notizen:

Was passt nicht dazu?

Was passt nicht dazu?

1. Seitenlage
2. Wiederbelebung
3. Defibrillation
4. Trost spenden
5. Beatmung

Was passt nicht dazu?

1. Stromschlag
2. Aspiration
3. Muskelfaserriss
4. Krampfanfall
5. Herzinfarkt

Was passt nicht dazu?

1. Druckverband
2. Hochlagern
3. Abdrücken
4. Wundauflage
5. Abbinden

Was passt nicht dazu?

1. Wer?
2. Wo?
3. Was?
4. Wie viele?
5. Warten?

Was passt nicht dazu?

1. starrer Blick
2. Unterkühlung
3. Verwirrtheit
4. feuchtkalter Schweiß
5. langsamer Puls

Was passt nicht dazu?

1. Feuerlöscher
2. Warnblinker
3. Warnweste
4. Blinkleuchte
5. Abblendlicht

Was passt nicht dazu?

1. stabile Seitenlage
2. Atemkontrolle
3. Helmabnahme
4. Notruf absetzen
5. Schocklage

Was passt nicht dazu?

1. Mund-zu-Mund
2. Mund-zu-Nase
3. Mund-zu-Stoma
4. Mund-zu-Mund+Nase
5. Mund-zu-Nase+Nase

Was passt nicht dazu?

1. Vorwürfe machen
2. hinunter knien
3. Diagnosen erstellen
4. zynische Bemerkungen
5. dramatisieren

Was passt nicht dazu?

1. Brüche schienen
2. stabile Seitenlage
3. Schocklage
4. Retten aus Gefahr
5. HLW

Was passt nicht dazu?

1. Notruf absetzen
2. Sofortmaßnahmen
3. Krankentransport
4. Erste Hilfe
5. Operation

Was passt nicht dazu?

1. Handgelenk
2. Hals
3. Oberarm
4. Knöchelinnenseite
5. Kniescheibe

Das muss 'rein!

Kleingruppen mit max. 5 Teilnehmern

5 Minuten

2 Verbandkästen, 2 große Tüten, weiteres Kleinmaterial

Die Gesamtgruppe wird in mehrere Kleingruppen aufgeteilt, die gegeneinander spielen.

Jede Gruppe bekommt eine große Tüte mit allerlei Kleinmaterial, darunter die Inhalte des Verbandkastens. Außerdem bekommt jede Gruppe einen leeren Verbandkasten. Die Aufgabe besteht darin, innerhalb eines Zeitlimits aus der Tüte jene Materialien herauszufinden, die in den Verbandkasten gehören, und ihn damit zu füllen. Welche Gruppe ist am besten?

Variante: Auf kleine Pappschildchen werden Einzelbegriffe geschrieben, darunter die Inhalte des Verbandkastens (s. nebenstehende Kopiervorlage). Aus dieser Anzahl von Begriffen sollen jene in den Verbandkasten gelegt werden, die tatsächlich hineingehören.

Platz für eigene Notizen:

Verbandkasten

Heftpflaster	Pflasterstreifen	Defibrillator
Verbandschere	Verbandtuch	Red Bull
Wundkompresse	Mullbinden	Stethoskop
Verbandpäckchen	Dreiecktuch	Warndreieck
Rettungsdecke	Kreide	Papiertücher
Spritzen	Stecknadel	Traubenzucker
Sicherheitsnadel	Streichhölzer	Medikamente
Stofftier	Einmal-Handschuh	Blutkonserven
Tape-Verband	Kugelschreiber	Aspirin
Lutschpastillen	Fotoapparat	EH-Broschüre
Salbenverband	Knie-Bandagen	Knicklichter
Mütze	Skalpell	Asthma-Spray
Schlüsselbund	Butterdose	Beatmungstuch
Geldbörse	Legosteine	Klebestreifen

Power-HLW

Gesamtgruppe

5 – 10 Minuten

Decke, Beatmungspuppen, Musik

Die Teilnehmer üben an den ausliegenden Beatmungspuppen je nach Gruppengröße entweder die Einhelfer- oder Zweihelfermethode. Dabei versuchen sie, den Rhythmus der Herzdruckmassage der Musik anzupassen.

Bezüglich der Musikauswahl ist darauf zu achten, dass der Rhythmus deutlich hervortritt und dass bei den sogenannten Beats per Minute (BpM) die Frequenz von 120/min erreicht wird (Angaben stehen häufig auf dem CD-Cover).

Musik-Beispiele:
- ▶ Aerobic-Sampler,
- ▶ Sommerhits-Sampler,
- ▶ Hit-Mix-CD,
- ▶ Lieder aus den aktuellen Charts (Dancefloor u.a.).

Vereinfachung: Zunächst wird nur die Herzdruckmassage geübt (ohne Atemspende). Erst wenn die Teilnehmer im Rhythmus sind, setzt zusätzlich die Atemspende ein. Jedes Paar übt ca. 3 – 5 Minuten.

Platz für eigene Notizen:

Wörter im Versteck

in Einzel- oder Partnerarbeit

15 – 20 Minuten

pro Teilnehmer ein Buchstabenraster

Jeder Teilnehmer bekommt ein Buchstabenraster und soll das darin versteckte Wort herausfinden (s. nachfolgende Kopiervorlage; Lösungen spaltenweise von oben nach unten: RETTUNGSGRIFF, SEITENLAGE, TRÖSTEN, EIGENWÄRME, PULS, ABSICHERN, MOTORRADHELM, DRUCKVERBAND, SCHOCKLAGE, AED, NOTFALL, ATMUNG, BEWUSSTLOS, HELFEN, NOTRUF).

In der großen Runde nennt anschließend jeder sein Wort und sagt kurz etwas über die Inhalte, die mit seinem Begriff im Zusammenhang stehen.

Platz für eigene Notizen:

R R T U F T G S E I F N G	H I S R A C B E N	F T N O L L A
T E S L E N I A E G	O O T R R M A H M L D E	M N A T G U
Ö T T S R E N	K E R U V D B N C R D A	W B S L E T O S U S
W G I Ä E E E R N M	S A H K E O C L C G	F H L E E N
U P L S	D A E	F N U O R T

Wortassoziationen

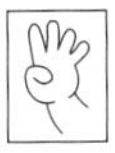
Gesamtgruppe

5 Minuten

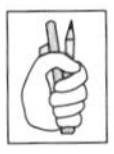
Softball o.Ä.

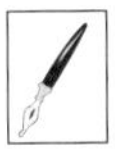
Alle Teilnehmer sitzen oder stehen im Kreis. Der Trainer hat einen Softball in der Hand, nennt einen Begriff und wirft den Ball weiter. Der Fänger soll spontan (also ohne langes Überlegen) ein neues Wort nennen, das ihm zu dem vorgegebenen Begriff einfällt. Dann wirft er den Ball weiter an den Nächsten, der wiederum seine spontanen Gedanken zu dem neuen Wort nennt usw.

Beispiel: Unfall – Auto – Führerschein – 18 – Abitur – Stress – Freundin – usw.

Üblicherweise verläuft der Anfang etwas schleppend, und die Äußerungen sind eher wohl überlegt als spontan geäußert. Es macht mehr Spaß, wenn Sie nach einer kurzen Eingewöhnung das Tempo bewusst steigern.

Tipp: Die Assoziationen müssen nichts mit den Kursinhalten zu tun haben. Außerdem gibt es keine Bewertungen, wie etwa »passt«, »passt nicht«, »richtig« oder »falsch«. Jede Äußerung gibt den Impuls zur nächsten!

Variation: Das vorgegebene Wort setzt sich aus zwei zusammengesetzten Wörtern zusammen. Der Fänger nimmt den letzten Teil der Vorgabe als seinen Wortbeginn und vervollständigt es zu einem neuen Wort.

Beispiel: Rettungskette – Kettensäge – Sägeblatt – Blattspinat – Spinatwachtel – usw.

Platz für eigene Notizen:

Wortpuzzle

Einzelarbeit

5 Minuten

pro Teilnehmer ein Spielplan und Stift

Im Wortgitter sind 10 – 20 Wörter versteckt, die im Erste-Hilfe-Kurs eine Rolle spielen (s. als Beispiel nebenstehende Kopiervorlage). Diese sind entweder von links nach rechts, von rechts nach links, von oben nach unten, von unten nach oben oder diagonal angeordnet und müssen gefunden werden.

Suchbegriffe im Beispiel:
Paket / Notruf / Absichern / Notfall/ Seitenlage / HLW / Puls / Atmung / Trost / steril / Krankenwagen / BAP / Motivation / Helfen / Druckverband / Bewusstsein / Lebensretter

Platz für eigene Notizen:

Wortpuzzle

T	R	E	P	B	L	K	S	G	D	R	U	C	K	V	E	R	B	A	N	D
S	E	N	I	L	A	E	U	K	W	T	S	P	R	E	H	E	L	F	E	N
L	M	D	U	H	I	P	R	L	N	O	I	T	A	V	I	T	O	M	M	G
L	R	C	S	T	P	L	H	M	D	K	N	L	U	K	W	H	J	Q	M	A
A	E	B	E	J	O	N	Q	N	N	E	G	A	W	N	E	K	N	A	R	K
F	A	L	L	E	B	E	N	S	R	E	T	T	E	R	Z	T	T	F	E	L
T	W	B	E	W	U	S	S	T	S	E	I	N	O	L	U	R	F	U	I	N
O	N	K	N	R	E	H	C	I	S	B	A	S	P	H	O	G	D	R	T	E
N	E	G	T	C	S	W	Z	B	A	P	T	M	R	S	I	F	L	T	E	T
I	G	W	S	T	E	R	I	L	L	U	A	F	T	O	N	C	B	O	N	I
K	I	S	I	X	M	V	S	V	I	L	R	O	U	A	T	M	U	N	G	A
S	E	I	T	E	N	L	A	G	E	S	E	P	M	H	P	Q	E	D	F	S

Zuordnungsspiele

Kleingruppen mit jeweils 3–5 Teilnehmern

10–15 Minuten

ein Set verschieden farbiger, kleiner Kärtchen pro Kleingruppe.

Sie gestalten im Vorfeld Karten, die die Zuordnungsfähigkeit der Teilnehmer testen. Themenüberschriften schreiben Sie jeweils auf eine kleine grüne Karte. Ursachen zu den Themen schreiben Sie jeweils auf eine blaue Karte. Konsequenzen und Gefahren schreiben Sie auf rote Kärtchen, Maßnahmen auf gelbe.

Im Seminar teilen Sie jeder Gruppe ein Kartenset aus, das zuvor gemischt wurde. Die Teilnehmer haben nun die Aufgabe, die jeweils zueinander passenden Themen, Ursachen, Gefahren und Maßnahmen zu finden und zuzuordnen.

Platz für eigene Notizen:

Die innere Uhr

Gesamtgruppe bis max. 15 Teilnehmer

2–3 Minuten

eine Uhr

Jeder Teilnehmer versucht, in Gedanken die Dauer genau einer Minute abzuschätzen. Hierzu gibt der Kursgestalter das Startsignal und bittet jeden Teilnehmer, die Hand zu heben, wenn er der Meinung ist, die 60 Sekunden seien vorüber. In der Reihenfolge der Handzeichen werden dann die Namen und die tatsächlich vergangene Zeit notiert, bis auch der Letzte sich gemeldet hat. Erst danach wird aufgelöst.

Die Methode eignet sich als kleine Übung zwischendurch, um ein Gespür für die Zeit zu bekommen, die z.B. bei den Themen Bewusstlosigkeit oder Herz-Kreislauf-Störung eine nicht unerhebliche Rolle spielt.

Platz für eigene Notizen:

C ▸ Anhang

Literatur

AHNEFELD FW (Hrsg.) (1994) Notfallmedizin. 2., überarb. u. erw. Aufl. Kohlhammer, Stuttgart

ALSHEIMER M, MÜLLER U, PAPENKORT U (1996) Spielend Kurse planen. Lexika-Verlag, München

ARNOLD R (1997) Studienbrief EB0012. Vorbereitung auf didaktisches Handeln. Schriftenreihe und Studienbriefe der Universität Kaiserslautern, Kaiserslautern

ARNOLD R (2003) Studienbrief EB 0120. Emotionale Kompetenz und emotionales Lernen in der Erwachsenenbildung. Schriftenreihe und Studienbriefe der Universität Kaiserslautern, Kaiserslautern

ARNOLD R, KRÄMER-STÜRZEL A, SIEBERT H (2005) Dozentenleitfaden. Planung und Unterrichtsvorbereitung in Fortbildung und Erwachsenenbildung. Cornelsen Verlag, Berlin

BACH K, DAVID S, HAMBROCK E (2003) Trainer/in in der Erwachsenenbildung mit Schwerpunkt Erste Hilfe. Fachwissen-Skript 1. Unveröff. Manuskript, Waldbronn

BAUMGART F (Hrsg.) (2001) Entwicklungs- und Lerntheorien. 2., durchges. Aufl. Klinkhardt, Bad Heilbrunn

BIERHOFF HW (1990) Psychologie hilfreichen Verhaltens. Urban, Taschenbücher, Stuttgart, Berlin, Köln

BLOM H (2002) Der Dozent als Coach. Luchterhand, Neuwied

BRELOER G, DAUBER H, TIETGENS H (Hrsg.) (1980) Teilnehmerorientierung und Selbststeuerung in der Erwachsenenbildung. Westermann, Braunschweig

BUCHFELDER M, BUCHFELDER A (2006) Handbuch der Ersten Hilfe. 4. Aufl. Schattauer, Stuttgart

DECKER F (1987) Neue erwachsenenpädagogische Ansätze der Erste-Hilfe-Ausbildung. In: HAUPTVERBAND DER GEWERBLICHEN BERUFSGENOSSENSCHAFTEN (HVBG) (Hrsg.) Erste Hilfe. Gemeinsame Fachtagung 20.–21.10.1987 in Hennef-Sieg. Unveröff. Tagungsbericht, Hennef-Sieg, S. 132–144.

DIETRICH A (2003) Die Bedeutung von Kognition und Emotion im Lernprozess. In: ARNOLD R (Hrsg.) Emotionale Kompetenz. Theorien und Anwendungen. Schriftenreihe Pädagogische Materialien der Universität Kaiserslautern, 20. Schriftenreihe und Studienbriefe der Universität Kaiserslautern, S. 59–83

DOBLER G (Hrsg.) (2010) Der Weg zum erfolgreichen Ausbilder. 7., überarb. u. erw. Aufl. Stumpf und Kossendey, Edewecht

DÖRING KW (2008) Handbuch Lehren und Trainieren in der Weiterbildung. Beltz, Weinheim

FAULSTICH P (2003) Selbstbestimmtes Lernen – vermittelt durch Professionalität der Lehrenden. In: WITTHAUS U, WITTWER W, ESPE C (Hrsg.) Selbstgesteuertes Lernen. Theoretische und praktische Zugänge. Bertelsmann, Bielefeld, S. 177–191

GARMS-HOMOLOVÁ V (1987) Probleme der Handlungsbereitschaft und Handlungskompetenz von Laien in Notfallsituationen. In: HAUPTVERBAND DER GEWERBLICHEN BERUFSGENOSSENSCHAFTEN (HVBG) (Hrsg.) Erste Hilfe. Gemeinsame Fachtagung 20.–21.10.1987 in Hennef-Sieg, Unveröff. Tagungsbericht, Hennef-Sieg, S. 100–108, Bezug über www.bageh.org

GARMS-HOMOLOVÁ V, SCHAEFFER D (1988) Mehr Ausbildung, aber: weniger Kompetenz. Zeitschr. f. erziehungswiss. Forschung 22:163–187

GARMS-HOMOLOVÁ V, SCHAEFFER D (1991) Untersuchungen zum Rettungswesen, Bericht 28. Möglichkeiten zur Verbesserung der Laienhilfe bei Verkehrsunfällen. Teil 1: Inhalte und Formen der Ausbildung. Schriftenreihe Forschungsberichte der Bundesanstalt für Straßenwesen. Wirtschaftsverlag Nordrhein-Westfalen, Bergisch-Gladbach

GATZ KJ (1999) BGI 509. Erste Hilfe im Betrieb. Informationsschrift für Unternehmer, Betriebsärzte, Betriebsräte, Fachkräfte für Arbeitssicherheit und Aufsichtspersonen. Carl Heymann, Köln

GOLEMAN D (2007) Emotionale Führung. 5. Aufl. Ullstein, Berlin

GREIS J (2000) Darstellung von Möglichkeiten des Abbaus von Barrieren bei der Hilfeleistung. In: BUNDESARBEITSGEMEINSCHAFT FÜR ERSTE HILFE (BAGEH) (Hrsg.) Gemeinsame Fachtagung Erste Hilfe 3.–4.11.2000 in Hennef-Sieg. Unveröff. Tagungsbericht, Hennef-Sieg.

HARTMANN M, FUNK R, NIETMANN H (2008) Präsentieren. Präsentationen zielgerichtet und adressatenorientiert. 8., überarb. u. erw. Aufl. Beltz, Weinheim

HOCKAUF H, KARUTZ H (2000) Die Schulung von Ersthelfern: Eine kritische Betrachtung der Ausbildungspraxis. Teil 1. RETTUNGSDIENST 23:42–47

ILLI U (Hrsg.) (1993) Sitzen als Belastung. Aspekte des Sitzens, Lehrunterlagen. PMSI, Ismaning

KAISER A (Hrsg.) (2003) Selbstlernkompetenz. Metakognitive Grundlagen selbstregulierten Lernens und ihre praktische Umsetzung. Luchterhand, München

KEMPF HD (2008) Die Rückenschule. Das ganzheitliche Programm für einen gesunden Rücken. 24. Aufl. Rowohlt, Reinbek bei Hamburg

KEMPF HD, SCHMELCHER F, ZIEGLER C (2010) Trainingsbuch Rückenschule. 4. Aufl. Rowohlt, Reinbek bei Hamburg

KLIEBISCH UW, WEYER D (2001) Selbstwahrnehmung und Körpererfahrung. Interaktionsspiele und Infos für Jugendliche. Verlag an der Ruhr, Mülheim

KLIPPERT H (2010) Methoden-Training. Übungsbausteine für den Unterricht. 19. Aufl. Beltz, Weinheim, Basel

KNEBEL KP (2004) Funktionsgymnastik. 19. Aufl. Rowohlt, Reinbek bei Hamburg

KOCMANN P (2003) Train the Bystander. Diplomarbeit an der katholischen Hochschule für Sozialwesen, Berlin

LASOGGA F, GASCH B (2006) Psychische Erste Hilfe bei Unfällen – Kompensation eines Defizits. 4., überarb. Aufl. Stumpf und Kossendey, Edewecht

LIPP U (2008) 100 Tipps für Training und Seminar. Beltz, Weinheim

MANDL H, REINMANN-ROTHMEIER (1995) Unterrichten und Lernumgebung gestalten. Forschungsbericht Nr. 60. Beltz Verlag, Weinheim, Basel

MEIER D (2004) Accelerated Learning. Das Handbuch zum schnellen und effektiven Lernen in Gruppen. managerSeminare Verlags GmbH, Bonn

MEYER H (2010) Unterrichtsmethoden, 2: Praxisbd. 13. Aufl. Cornelsen Scriptor, Berlin

MÜLLER W (1985) Samariter in Köln. Ein Buch über die Entstehung einer Hilfsorganisation. Wirtschaftsverlag, Wiesbaden

NACHTMANN R (1996) Erste Hilfe in der Schule. Weniger Ausbildung aber mehr Kompetenz. Wißner, Augsburg

PLUNTKE S (2003) Das Problem der Motivation in Ersthelferschulungen: Fachwissen versus Motivation. RETTUNGSDIENST 26:38–41

REICHEL HS, SEIBERT W, GEIGER L (1995) Präventives Bewegungstraining. Gesundheits-Dialog Verlag, Oberhaching

SCHULZ VON THUN F (2008) Miteinander reden, Bd. 1–3. Rowohlt, Reinbek bie Hamburg

SCHWIND HD (Hrsg.) (1998) Alle gaffen...keiner hilft. Unterlassene Hilfeleistung bei Straftaten und Unfällen. Hueting, Heidelberg

SICK R, HALPICK H (2003) Erste Hilfe. Ihre Sicherheit für alle Fälle. Tosa Verlag, Berlin

SPITZER M (2009) Lernen. Gehirnforschung und die Schule des Lebens. Spektrum, Heidelberg

WEIDENMANN B (2007) Erfolgreiche Kurse und Seminare. Belzt, Weinheim

WEIDENMANN B (2008) Handbuch Active Training. Beltz, Weinheim

WESCHKE M (1998) Neue Wege in der Weiterbildung. Literatur- und Forschungsreport Weiterbildung 41. Bertelsmann, Bielefeld

Autoren

Mark Brommenschenkel,
geb. 1973 in Saarwellingen

- Sonderpädagoge (Staatsexamen) und Erwachsenenbildner (Master of Arts)
- Berater, Business Coach und Trainer
- Buchautor mehrerer Veröffentlichungen
- Dozent in der Erwachsenenbildung und freier Trainer für Gesundheitspädagogik
- bis 2003 Personalleiter und Leiter der Abteilung Aus- und Weiterbildung eines bundesweit tätigen Bildungsträgers im Rettungswesen
- seit 2004 geschäftsführender Gesellschafter des Instituts Kurszeit (www.kurszeit.de)
- seit 2008 Vorstand des Bundesverbands für Erste Hilfe und Sanitätswesen e.V. (BVEH)
- seit 2011 dessen Vorsitzender
- Zusatzqualifikationen in den Bereichen Gruppenmoderation, Visual Facilitating, Qualitätsmanagement in der Weiterbildung, Gesundheitspädagogik, Organisationsberatung und Business Coaching

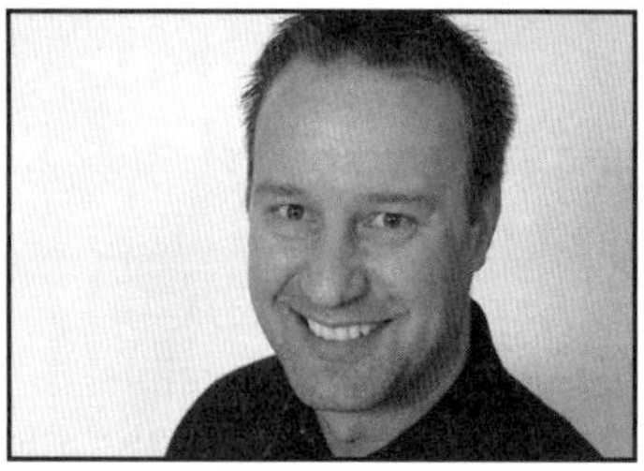

Mark Brommenschenkel
c/o KURSZEIT GmbH –
Bildung, Qualifizierung und Beratung
Großer Markt 16
66740 Saaarlouis
www.kurszeit.de
brom@kurszeit.de

Johannes Wischerhoff,
geb. 1968 in Duisburg

- Diplom-Sportlehrer und Personalentwickler (Master of Arts)
- Berater, Business Coach und Trainer
- ehemaliger Leistungssportler in der Leichtathletik
- bis 2003 Pädagogischer Leiter und Gesamt-Teamleiter eines bundesweit tätigen Bildungsträgers im Rettungswesen
- seit 2004 geschäftsführender Gesellschafter des Instituts Kurszeit (www.kurszeit.de)
- seit 2008 Vorstand des Bundesverbands für Erste Hilfe und Sanitätswesen e.V. (BVEH)
- Zusatzqualifikationen in den Bereichen Gruppenmoderation, Gesundheitspädagogik, Demografieberatung, Organisations- und Prozessberatung, Leiter der Potsdamer Rückenschule

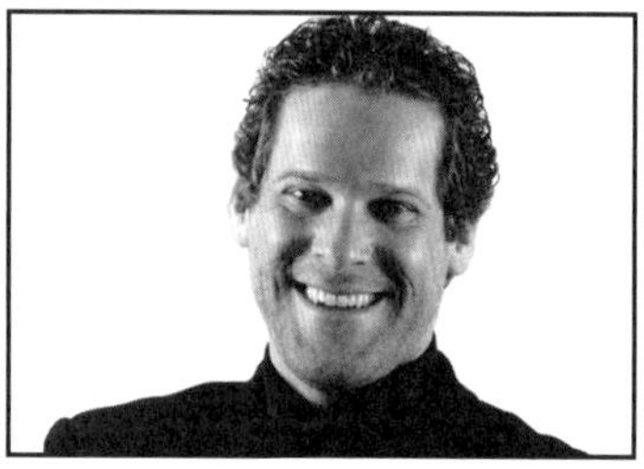

Johannes Wischerhoff
c/o KURSZEIT GmbH –
Bildung, Qualifizierung und Beratung
Friedrich-Wilhelm-Straße 3
47051 Duisburg
www.kurszeit.de
wischerhoff@kurszeit.de